第28回

臨床工学技士
国家試験問題解説集

編集／一般社団法人 日本臨床工学技士教育施設協議会

へるす出版

刊行にあたって

　臨床工学技士国家試験問題解説集は、一般社団法人日本臨床工学技士教育施設協議会監修の書籍として、平成16年以来、継続して印刷頒布して参りました。臨床工学技士の医療現場における期待、要求事項の高さは、臨床工学技士業務指針 2010 が策定されたことからも明らかであり、臨床工学教育の向上、および出版刊行物などによる臨床工学技士の認知度の向上は、本協議会の責務であります。医師や看護師をはじめ、他医療職種の国家試験問題解説集が多くの出版社より刊行されている状況のなか、臨床工学技士関連の図書をできるだけ世に送り出し、多くの人にこの分野の存在を知っていただくことも認知度の向上に欠かせないことと考えます。このような状況のなか、平成23年度の第24回臨床工学技士国家試験よりへるす出版から刊行する運びとなりました。

　本臨床工学技士国家試験問題解説集は、全国の臨床工学技士養成校で実際に学生の教育を担当されている先生方に、専門分野の解説を分担していただき、国家試験問題を1問ずつ授業で解説することを念頭とした表現で記述されています。その特徴を以下に挙げさせていただきます。

① 問題1問につき、1ページの解説を基本とすることにより、コンパクトにまとめられた解説を集中して学習可能である。
② 問題内容の概説と、各々の選択肢記述内容について解説がまとめられているため、レベルに併せた学習が可能である。
③ 各問題のキーワードを提示することにより、問題の重要事項を把握し、出題意図などのポイント理解につながる。
④ 既出問題番号を明記することにより、類似問題の演習が可能となり、理解力向上につながる。
⑤ 国家試験出題基準に基づいた問題分類表の提示により、指導者側も問題出題傾向を理解した指導につながる。

　臨床工学技士は、すでにコメディカルの重要な医療職種として欠くことのできない存在となって参りましたが、今後さらに世間的な認知を深め、大いなる活躍を目指す上においては、臨床工学技士国家試験問題解説集の出版社による刊行はその基盤にひとつになるものと確信いたします。

本臨床工学技士国家試験問題解説集のさらなる充実のために、多くの方々からのご意見、ご叱正を賜れば幸甚に存じます。

2015年10月

一般社団法人　日本臨床工学技士教育施設協議会
代表理事　　　嶋津　秀昭
教科書委員会 担当理事　　佐藤　秀幸
教科書委員会 委員長　　　片岡　則之

目　次

第28回臨床工学技士国家試験　国家試験出題基準による分類

第28回臨床工学技士国家試験　午前問題解説　　　　　　　　　　1

第28回臨床工学技士国家試験　午後問題解説　　　　　　　　　　93

第28回臨床工学技士国家試験　問題　　　　　　　　　　　　　　185

第28回臨床工学技士国家試験　解答　　　　　　　　　　　　　　228

（平成24年版）国家試験出題基準による分類【午前】

問題番号	試験科目		大項目		中項目
午前01	専門基礎科目Ⅰ．医学概論	(1)臨床工学に必要な医学的基礎	1．医学概論	(2)医療の質の確保
午前02	専門基礎科目Ⅰ．医学概論	(1)臨床工学に必要な医学的基礎	2．公衆衛生	(3)保健活動
午前03	専門基礎科目Ⅰ．医学概論	(1)臨床工学に必要な医学的基礎	4．生化学の基礎	(1)生体物質
午前04	専門基礎科目Ⅰ．医学概論	(1)臨床工学に必要な医学的基礎	5．薬理学の基礎	(1)薬物の投与・吸収・排泄
午前05	専門基礎科目Ⅰ．医学概論	(2)人の構造及び機能	5．血液	(2)血液の凝固と線維素溶解
午前06	専門基礎科目Ⅰ．医学概論	(2)人の構造及び機能	1．生物学的基礎	(1)細胞の構造
午前07	専門基礎科目Ⅰ．医学概論	(2)人の構造及び機能	4．循環	(3)血液の循環
午前08	専門基礎科目Ⅰ．医学概論	(2)人の構造及び機能	6．腎・泌尿器	(2)尿生成のメカニズム
午前09	専門基礎科目Ⅰ．医学概論	(2)人の構造及び機能	9．情報の受容と処理	(1)神経の構造と機能
午前10	専門科目Ⅴ．臨床医学総論	(1)内科学概論	1．内科学概論	(2)症候と病態生理
午前11	専門科目Ⅴ．臨床医学総論	(1)内科学概論	1．内科学概論	(2)症候と病態生理
午前12	専門科目Ⅴ．臨床医学総論	(3)呼吸器系	1．呼吸器系	(3)閉塞性肺疾患
午前13	専門科目Ⅴ．臨床医学総論	(4)循環器系	1．血管病学	(1)血圧異常
午前14	専門科目Ⅴ．臨床医学総論	(4)循環器系	2．心臓病学	(5)不整脈
午前15	専門科目Ⅴ．臨床医学総論	(5)内分泌・代謝系	2．代謝性疾患	(1)糖尿病
午前16	専門科目Ⅴ．臨床医学総論	(7)感染症	2．感染症	(14)〜(15)ウイルス感染症、原虫感染症
午前17	専門科目Ⅴ．臨床医学総論	(8)腎臓・泌尿・生殖器系	1．腎臓の疾患	(1)慢性腎臓病（CKD）
午前18	専門科目Ⅴ．臨床医学総論	(8)腎臓・泌尿・生殖器系	4．治療	(2)慢性腎不全の治療
午前19	専門科目Ⅴ．臨床医学総論	(12)集中治療医学	1．集中治療	(2)患者管理
午前20	専門科目Ⅴ．臨床医学総論	(13)手術医学	3．医療安全	(2)薬剤の確認
午前21	専門科目Ⅴ．臨床医学総論	(11)麻酔科学	1．麻酔	(2)局所麻酔
午前22	専門科目Ⅴ．臨床医学総論	(12)集中治療医学	1．集中治療	(2)患者管理
午前23	専門科目Ⅴ．臨床医学総論	(13)手術医学	2．消毒、滅菌	(2)消毒法
午前24	専門科目Ⅴ．臨床医学総論	(13)手術医学	3．医療安全	(1)患者確認
午前25	専門科目Ⅴ．臨床医学総論	(15)臨床生化学	3．無機物質等	(2)ビタミン
午前26	専門科目Ⅲ．生体計測装置学	(1)生体計測の基礎	2．生体情報の計測	(1)計測器の特性
午前27	専門科目Ⅲ．生体計測装置学	(2)生体電気・磁気計測	1．心臓循環器計測	(2)心電図の計測
午前28	専門科目Ⅲ．生体計測装置学	(3)生体の物理・化学現象の計測	1．循環関連の計測	(1)観血式血圧計
午前29	専門科目Ⅲ．生体計測装置学	(3)生体の物理・化学現象の計測	1．循環関連の計測	(4)心拍出量計
午前30	専門科目Ⅲ．生体計測装置学	(3)生体の物理・化学現象の計測	2．呼吸関連の計測	(2)呼吸計測装置
午前31	専門科目Ⅲ．生体計測装置学	(3)生体の物理・化学現象の計測	4．体温計測	(2)体表面温計測
午前32	専門科目Ⅲ．生体計測装置学	(4)画像診断法	1．超音波画像計測	(1)〜(2)超音波の基礎、超音波診断装置
午前33	専門科目Ⅲ．生体計測装置学	(4)画像診断法	2．エックス線画像計測	(1)透過像計測
午前34	専門科目Ⅱ．医用治療機器学	(1)治療の基礎	1．治療の基礎	(2)治療に用いる物理エネルギーの種類と特性
午前35	専門科目Ⅱ．医用治療機器学	(2)各種治療機器	1．電磁気治療機器	(4)心臓ペースメーカ（植込み型を含む）
午前36	専門科目Ⅱ．医用治療機器学	(2)各種治療機器	2．機械的治療機器	(4)輸液ポンプ
午前37	専門科目Ⅱ．医用治療機器学	(2)各種治療機器	2．機械的治療機器	(3)心・血管系インターベンション装置
午前38	専門科目Ⅱ．医用治療機器学	(2)各種治療機器	3．光治療機器	(1)レーザ手術装置
午前39	専門科目Ⅱ．医用治療機器学	(2)各種治療機器	5．内視鏡機器	(2)内視鏡外科手術機器
午前40	専門科目Ⅳ．医用機器安全管理学	(1)医用機器の安全管理	2．各種エネルギーの人体への危険性	(3)事故事例
午前41	専門科目Ⅳ．医用機器安全管理学	(1)医用機器の安全管理	3．安全基準	(2)医用電気機器の安全基準（JIS T 0601-1）
午前42	専門科目Ⅳ．医用機器安全管理学	(1)医用機器の安全管理	3．安全基準	(4)病院電気設備の安全基準（JIS T 1022）
午前43	専門科目Ⅳ．医用機器安全管理学	(1)医用機器の安全管理	4．安全基準	(2)漏れ電流と患者測定電流
午前44	専門科目Ⅳ．医用機器安全管理学	(1)医用機器の安全管理	6．医療ガス	(4)医療ガス配管設備（JIS T 7101）
午前45	専門科目Ⅳ．医用機器安全管理学	(1)医用機器の安全管理	7．システム安全	(3)信頼度
午前46	専門科目Ⅳ．医用機器安全管理学	(1)医用機器の安全管理	8．電磁環境	(1)EMIとEMC
午前47	専門基礎科目Ⅱ．医用電気電子工学	(1)電気工学	1．電磁気学	(2)電界
午前48	専門基礎科目Ⅱ．医用電気電子工学	(1)電気工学	1．電磁気学	(2)磁界
午前49	専門基礎科目Ⅱ．医用電気電子工学	(1)電気工学	2．電気回路	(1)受動回路素子
午前50	専門基礎科目Ⅱ．医用電気電子工学	(1)電気工学	2．電気回路	(2)電圧・電流
午前51	専門基礎科目Ⅱ．医用電気電子工学	(1)電気工学	2．電気回路	(5)交流回路
午前52	専門基礎科目Ⅱ．医用電気電子工学	(1)電気工学	2．電気回路	(5)交流回路
午前53	専門基礎科目Ⅱ．医用電気電子工学	(2)電子工学	1．電子回路	(1)電子回路素子
午前54	専門基礎科目Ⅱ．医用電気電子工学	(2)電子工学	1．電子回路	(2)電子回路要素
午前55	専門基礎科目Ⅱ．医用電気電子工学	(2)電子工学	1．電子回路	(1)電子回路素子

午前56	専門基礎科目Ⅱ. 医用電気電子工学	(2)電子工学	1. 電子回路	(1)電子回路素子
午前57	専門基礎科目Ⅱ. 医用電気電子工学	(2)電子工学	2. 通信工学	(2)通信方式
午前58	専門基礎科目Ⅱ. 医用電気電子工学	(3)情報処理工学	1. 電子計算機(コンピュータ)	(1)ハードウェア
午前59	専門基礎科目Ⅱ. 医用電気電子工学	(3)情報処理工学	1. 電子計算機(コンピュータ)	(2)ソフトウェア
午前60	専門基礎科目Ⅱ. 医用電気電子工学	(3)情報処理工学	1. 電子計算機(コンピュータ)	(3)ネットワーク
午前61	専門基礎科目Ⅱ. 医用電気電子工学	(3)情報処理工学	2. 情報処理	(1)情報表現と論理演算
午前62	専門基礎科目Ⅱ. 医用電気電子工学	(3)情報処理工学	2. 情報処理	(1)情報表現と論理演算
午前63	専門基礎科目Ⅱ. 医用電気電子工学	(3)情報処理工学	2. 情報処理	(2)信号処理
午前64	専門科目Ⅰ. 生体機能代行装置学	(1)呼吸療法装置	1. 原理と構造	(1)酸素療法装置
午前65	専門科目Ⅰ. 生体機能代行装置学	(1)呼吸療法装置	1. 原理と構造	(7)周辺医用機器
午前66	専門科目Ⅰ. 生体機能代行装置学	(1)呼吸療法装置	1. 原理と構造	(6)生体監視装置、測定機器
午前67	専門科目Ⅰ. 生体機能代行装置学	(1)呼吸療法装置	2. 呼吸療法技術	(2)各種換気モード
午前68	専門科目Ⅰ. 生体機能代行装置学	(1)呼吸療法装置	1. 原理と構造	(5)高気圧治療装置
午前69	専門科目Ⅰ. 生体機能代行装置学	(2)体外循環装置	1. 原理と構成	(2)人工肺
午前70	専門科目Ⅰ. 生体機能代行装置学	(2)体外循環装置	1. 原理と構成	(3)人工心肺
午前71	専門科目Ⅰ. 生体機能代行装置学	(2)体外循環装置	2. 体外循環の病態生理	(1)体外循環と血液
午前72	専門科目Ⅰ. 生体機能代行装置学	(2)体外循環装置	3. 体外循環技術	(2)適正灌流
午前73	専門科目Ⅰ. 生体機能代行装置学	(2)体外循環装置	4. 補助循環法	(1)補助循環
午前74	専門科目Ⅰ. 生体機能代行装置学	(2)体外循環装置	5. 安全管理	(2)体外循環の合併症
午前75	専門科目Ⅰ. 生体機能代行装置学	(3)血液浄化療法装置	1. 原理と構造	(1)血液浄化療法の目的
午前76	専門科目Ⅰ. 生体機能代行装置学	(3)血液浄化療法装置	1. 原理と構造	(3)分類
午前77	専門科目Ⅰ. 生体機能代行装置学	(3)血液浄化療法装置	2. 血液浄化の実際	(1)血液浄化器の選択と適用疾患
午前78	専門科目Ⅰ. 生体機能代行装置学	(3)血液浄化療法装置	2. 血液浄化の実際	(2)透析液、補充液、置換液
午前79	専門科目Ⅰ. 生体機能代行装置学	(3)血液浄化療法装置	3. 安全管理	(2)関連装置・機器の保守点検
午前80	専門基礎科目Ⅲ. 医用機械工学	(1)医用機械工学	1. 力学の基礎	(1)力のつり合い
午前81	専門基礎科目Ⅲ. 医用機械工学	(1)医用機械工学	2. 材料力学	(1)機械的特性
午前82	専門基礎科目Ⅲ. 医用機械工学	(1)医用機械工学	3. 流体力学	(2)粘性流体
午前83	専門基礎科目Ⅲ. 医用機械工学	(1)医用機械工学	5. 波動と音波、超音波	(2)音波、超音波
午前84	専門基礎科目Ⅲ. 医用機械工学	(1)医用機械工学	6. 熱と気体	(2)熱力学
午前85	専門基礎科目Ⅳ. 生体物性材料工学	(1)生体物性	1. 生体の電気的特性	(3)電流密度
午前86	専門基礎科目Ⅳ. 生体物性材料工学	(1)生体物性	4. 生体と放射線	(4)放射線障害
午前87	専門基礎科目Ⅳ. 生体物性材料工学	(1)生体物性	5. 生体の熱特性	(1)熱伝導
午前88	専門基礎科目Ⅳ. 生体物性材料工学	(2)医用材料	2. 安全性テスト	(3)生物学的試験
午前89	専門基礎科目Ⅳ. 生体物性材料工学	(2)医用材料	4. 医用材料の種類	(2)有機材料
午前90	専門基礎科目Ⅳ. 生体物性材料工学	(2)医用材料	4. 医用材料の種類	(2)有機材料

（平成24年版）国家試験出題基準による分類【午後】

問題番号	試験科目		大項目	中項目
午後01	専門基礎科目Ⅰ.医学概論	(1)臨床工学に必要な医学的基礎	2.公衆衛生	(3)保健活動
午後02	専門基礎科目Ⅰ.医学概論	(1)臨床工学に必要な医学的基礎	4.生化学の基礎	(1)生体物質
午後03	専門基礎科目Ⅰ.医学概論	(2)人の構造及び機能	9.情報の受容と処理	(1)神経系の構造と機能
午後04	専門基礎科目Ⅰ.医学概論	(1)臨床工学に必要な医学的基礎	6.病理学概論	(1)〜(2)病気の種類、細胞組織の変化
午後05	専門基礎科目Ⅰ.医学概論	(1)臨床工学に必要な医学的基礎	7.臨床検査	(1)検体検査
午後06	専門基礎科目Ⅰ.医学概論	(2)人の構造及び機能	2.身体の支持と運動	(2)筋
午後07	専門基礎科目Ⅰ.医学概論	(2)人の構造及び機能	5.血液	(2)血液の凝固と線維素溶解
午後08	専門基礎科目Ⅰ.医学概論	(2)人の構造及び機能	6.腎・泌尿器	(1)腎・泌尿器の構造
午後09	専門基礎科目Ⅰ.医学概論	(2)人の構造及び機能	7.消化と吸収	(1)消化器の構造、(3)肝臓、膵臓の機能
午後10	専門科目Ⅴ.臨床医学総論	(2)外科学概論	2.創傷治療	(1)創傷治療の過程
午後11	専門科目Ⅴ.臨床医学総論	(3)呼吸系	1.呼吸器系	(3)閉塞性肺疾患
午後12	専門科目Ⅴ.臨床医学総論	(3)呼吸系	1.呼吸器系	(6)肺循環疾患
午後13	専門科目Ⅴ.臨床医学総論	(4)循環系	1.血管病学	(2)動・静脈疾患
午後14	専門科目Ⅴ.臨床医学総論	(5)内分泌系	1.内分泌疾患	(4)副腎疾患
午後15	専門科目Ⅴ.臨床医学総論	(6)神経・筋肉系	1.神経・筋肉疾患	(2)神経・筋肉疾患
午後16	専門科目Ⅴ.臨床医学総論	(7)感染症	2.感染症	(3)グラム陽性無芽胞菌感染症、(7)有芽胞菌感染症、(13)真菌感染症、(14)ウイルス感染症
午後17	専門科目Ⅴ.臨床医学総論	(8)腎・泌尿器・生殖器系	2.尿路の疾患、3.生殖器の疾患	(2)結石症、(1)男性生殖器
午後18	専門科目Ⅴ.臨床医学総論	(9)消化器系	1.消化器系疾患と治療	(4)肝疾患
午後19	専門科目Ⅴ.臨床医学総論	(10)血液系	2.赤血球系	(2)貧血症
午後20	専門科目Ⅴ.臨床医学総論	(11)麻酔科学	1.麻酔	(1)全身麻酔
午後21	専門科目Ⅴ.臨床医学総論	(12)集中治療医学	1.集中治療	(1)集中治療施設
午後22	専門科目Ⅴ.臨床医学総論	(13)手術医学	1.感染防止	(2)院内感染関連微生物
午後23	専門科目Ⅴ.臨床医学総論	(3)呼吸系	1.呼吸器系	(6)肺循環疾患
午後24	専門科目Ⅴ.臨床医学総論	(16)臨床免疫学	2.免疫に関係する疾患	(1)アレルギー性疾患
午後25	専門科目Ⅲ.生体計測装置学	(1)生体計測の基礎	1.計測論	(5)計測誤差
午後26	専門科目Ⅲ.生体計測装置学	(2)生体電気・磁気計測	1.心臓循環器計測	(2)心電図の計測
午後27	専門科目Ⅲ.生体計測装置学	(2)生体電気・磁気計測	2.脳・神経系計測	(2)脳波の計測
午後28	専門科目Ⅲ.生体計測装置学	(3)生体の物理・化学現象の計測	1.循環関連の計測	(3)血流計
午後29	専門科目Ⅲ.生体計測装置学	(3)生体の物理・化学現象の計測	3.ガス分析計測	(1)血液ガスの計測
午後30	専門科目Ⅲ.生体計測装置学	(4)画像診断法	3.核磁気共鳴画像計測	(1)MRI
午後31	専門科目Ⅲ.生体計測装置学	(4)画像診断法	4.ラジオアイソトープ(RI)による画像計測	(1)〜(2)単光子断層法(SPECT)、陽電子断層法(PET)
午後32	専門科目Ⅱ.医用治療機器学	(2)各種治療機器	1.電磁気治療機器	(1)電気メス
午後33	専門科目Ⅱ.医用治療機器学	(2)各種治療機器	1.電磁気治療機器	(3)除細動器
午後34	専門科目Ⅱ.医用治療機器学	(2)各種治療機器	2.機械的治療機器	(2)体外式結石破砕装置
午後35	専門科目Ⅱ.医用治療機器学	(2)各種治療機器	4.超音波治療機器	(2)超音波凝固切開装置
午後36	専門科目Ⅱ.医用治療機器学	(2)各種治療機器	6.熱治療機器	(2)ハイパーサーミア装置
午後37	専門科目Ⅳ.医用機器安全管理学	(1)医用機器の安全管理	2.各種エネルギーの人体への危険性	(1)エネルギーの安全限界
午後38	専門科目Ⅳ.医用機器安全管理学	(1)医用機器の安全管理	2.各種エネルギーの人体への危険性	(2)人体の電撃反応
午後39	専門科目Ⅳ.医用機器安全管理学	(1)医用機器の安全管理	3.安全基準	(2)医用電気機器の安全基準(JIS T 0601-1)
午後40	専門科目Ⅳ.医用機器安全管理学	(1)医用機器の安全管理	4.電気的安全性の測定	(1)測定用器具
午後41	専門科目Ⅳ.医用機器安全管理学	(1)医用機器の安全管理	4.電気的安全性の測定	(2)漏れ電流と患者測定電流
午後42	専門科目Ⅳ.医用機器安全管理学	(1)医用機器の安全管理	6.医療ガス	(4)医療ガス配管設備(JIS T 7101)
午後43	専門科目Ⅳ.医用機器安全管理学	(1)医用機器の安全管理	6.医療ガス	(4)医療ガス配管設備(JIS T 7101)
午後44	専門科目Ⅳ.医用機器安全管理学	(1)医用機器の安全管理	8.電磁環境	(2)医療の現場におけるEMIの原因
午後45	専門基礎科目Ⅱ.医用電気電子工学	(1)電気工学	1.電磁気学	(1)電界
午後46	専門基礎科目Ⅱ.医用電気電子工学	(1)電気工学	1.電磁気学	(3)電磁波
午後47	専門基礎科目Ⅱ.医用電気電子工学	(1)電気工学	2.電気回路	(4)過渡現象
午後48	専門基礎科目Ⅱ.医用電気電子工学	(1)電気工学	2.電気回路	(3)直流回路
午後49	専門基礎科目Ⅱ.医用電気電子工学	(1)電気工学	3.電力装置	(1)変換器
午後50	専門基礎科目Ⅱ.医用電気電子工学	(2)電子工学	1.電子回路	(1)電子回路素子
午後51	専門基礎科目Ⅱ.医用電気電子工学	(2)電子工学	1.電子回路	(1)電子回路素子
午後52	専門基礎科目Ⅱ.医用電気電子工学	(2)電子工学	1.電子回路	(1)電子回路素子
午後53	専門基礎科目Ⅱ.医用電気電子工学	(2)電子工学	1.電子回路	(1)電子回路素子
午後54	専門基礎科目Ⅱ.医用電気電子工学	(2)電子工学	1.電子回路	(1)電子回路素子
午後55	専門基礎科目Ⅱ.医用電気電子工学	(2)電子工学	2.通信工学	(2)通信方式

午後56	専門基礎科目Ⅱ. 医用電気電子工学	(3)情報処理工学	1. 電子計算機(コンピュータ)	(1)ハードウェア
午後57	専門基礎科目Ⅱ. 医用電気電子工学	(3)情報処理工学	1. 電子計算機(コンピュータ)	(2)ソフトウェア
午後58	専門基礎科目Ⅱ. 医用電気電子工学	(3)情報処理工学	1. 電子計算機(コンピュータ)	(3)ネットワーク
午後59	専門基礎科目Ⅱ. 医用電気電子工学	(3)情報処理工学	2. 情報処理	(1)情報表現と論理演算
午後60	専門基礎科目Ⅱ. 医用電気電子工学	(3)情報処理工学	2. 情報処理	(2)信号処理
午後61	専門基礎科目Ⅱ. 医用電気電子工学	(3)情報処理工学	2. 情報処理	(2)信号処理
午後62	専門基礎科目Ⅱ. 医用電気電子工学	(4)システム工学	1. システムと制御	(1)システム理論
午後63	専門科目Ⅰ. 生体機能代行装置学	(1)呼吸療法装置	1. 原理と構造	(3)人工呼吸器
午後64	専門科目Ⅰ. 生体機能代行装置学	(1)呼吸療法装置	1. 原理と構造	(5)高気圧治療装置
午後65	専門科目Ⅰ. 生体機能代行装置学	(1)呼吸療法装置	2. 呼吸療法技術	(2)各種換気モード
午後66	専門科目Ⅰ. 生体機能代行装置学	(1)呼吸療法装置	1. 原理と構造	(6)生体監視装置、測定機器
午後67	専門科目Ⅰ. 生体機能代行装置学	(1)呼吸療法装置	3. 在宅呼吸管理	(2)人工呼吸
午後68	専門科目Ⅰ. 生体機能代行装置学	(1)呼吸療法装置	1. 原理と構造	(7)周辺医用機器
午後69	専門科目Ⅰ. 生体機能代行装置学	(2)体外循環装置	1. 原理と構造	(3)人工心肺
午後70	専門科目Ⅰ. 生体機能代行装置学	(2)体外循環装置	2. 体外循環の病態生理	(1)体外循環と血液
午後71	専門科目Ⅰ. 生体機能代行装置学	(2)体外循環装置	2. 体外循環の病態生理	(1)体外循環と血液
午後72	専門科目Ⅰ. 生体機能代行装置学	(2)体外循環装置	3. 体外循環技術	(2)適正灌流
午後73	専門科目Ⅰ. 生体機能代行装置学	(2)体外循環装置	3. 体外循環技術	(2)～(3)適正灌流、モニタリング
午後74	専門科目Ⅰ. 生体機能代行装置学	(3)血液浄化療法装置	1. 原理と構造	(3)分類
午後75	専門科目Ⅰ. 生体機能代行装置学	(3)血液浄化療法装置	1. 原理と構造	(4)血液浄化器
午後76	専門科目Ⅰ. 生体機能代行装置学	(3)血液浄化療法装置	2. 血液浄化の実際	(2)透析液、補充液、置換液
午後77	専門科目Ⅰ. 生体機能代行装置学	(3)血液浄化療法装置	2. 血液浄化の実際	(6)患者管理
午後78	専門科目Ⅰ. 生体機能代行装置学	(3)血液浄化療法装置	2. 血液浄化の実際	(5)治療方法と治療視標
午後79	専門科目Ⅰ. 生体機能代行装置学	(3)血液浄化療法装置	3. 安全管理	(3)事故対策
午後80	専門基礎科目Ⅲ. 医用機械工学	(1)医用機械工学	1. 力学の基礎	(2)力と運動
午後81	専門基礎科目Ⅲ. 医用機械工学	(1)医用機械工学	3. 流体力学	(1)流体の運動
午後82	専門基礎科目Ⅲ. 医用機械工学	(1)医用機械工学	5. 波動と音波、超音波	(2)音波、超音波
午後83	専門基礎科目Ⅲ. 医用機械工学	(1)医用機械工学	6. 熱と気体	(1)気体の性質
午後84	専門基礎科目Ⅲ. 医用機械工学	(1)医用機械工学	6. 熱と気体	(2)熱力学
午後85	専門基礎科目Ⅳ. 生体物性材料工学	(1)生体物性	2. 生体の機械的特性	(2)音響特性
午後86	専門基礎科目Ⅳ. 生体物性材料工学	(1)生体物性	5. 生体の熱特性	(1)熱伝導
午後87	専門基礎科目Ⅳ. 生体物性材料工学	(1)生体物性	6. 生体の光特性	(1)波長、(3)吸収
午後88	専門基礎科目Ⅳ. 生体物性材料工学	(2)医用材料	3. 相互作用	(2)急性局所反応
午後89	専門基礎科目Ⅳ. 生体物性材料工学	(2)医用材料	1. 医用材料の条件	(1)医用材料の条件
午後90	専門基礎科目Ⅳ. 生体物性材料工学	(2)医用材料	4. 医用材料の種類	(2)無機材料

第 28 回臨床工学技士国家試験

午前問題解説

[28回-午前-問題1] クリニカルパス導入の効果で**誤っている**のはどれか。(医学概論)
1．チーム医療による相互チェックが強化される。
2．治療が均一化される。
3．医療事故の予防につながる。
4．患者の理解が得られやすい。
5．医師の裁量権が強化される。

◆キーワード

クリニカルパス　チーム医療　診療工程　医療費適正　過誤　組織的活動

◆解　説

定義　クリニカルパスとは症例ごとに到達目標を定め、その目標に至るための診断、治療、看護などのチーム医療に参加する医療従事者の行為と時間軸を二次元に表した予定表（工程表）をいう。

意義　パスの意義は、業務の可視化による情報の共有と標準化にある。すなわち、業務を可視化することによって、医療従事者同士あるいは患者との情報の共有・連携を図ることができる。また、業務を標準化することは、仕事のばらつきの削減と効率化、不具合の解消、質保証が可能となり、医療の質向上につながる。さらに、経済的観点では、医療費適正化に効果があるとして広く普及している。
　　　パスは、必要十分なケアを最小限の人的・物的資源で効率的に提供する管理手法として活用されている。設計図・工程表・予定表・手順書であり、指示簿・実施簿・説明書・報告書でもあり、多くの機能を有している。パスは、標準的な治療方法を定めたものであり、標準の一形態である。

効果　パスは、患者とのコミュニケーションにおいても有用である。治療開始時に、患者に十分理解できるように分かりやすく説明し、途中で予定から外れる場合には、修正点を再度説明する。インフォームドコンセントの推進、患者の医療への参加を促す効果もある。また医師，看護師などの医療従事者による特定の診断・治療・看護の至適な手順やタイミングを表し、過誤，遅延や資源の無駄を最小にする効果がある。
　　　このように，パスを有効に活用するには、多職種の参画、すなわち、チーム医療の展開、経営者が参画した組織的活動、患者の参加など、多くの関連する人の参画が必要である。

1．医療従事者同士の情報共有により相互チェックが強化される。
2．標準的な治療方法を定めたものであり、治療が均一化される。
3．医療事故の予防につながる。
4．有効に活用するために患者の医療への参加が必要で理解が得られやすい。
5．標準的な治療方法を定めたものである。

［正解　5］

＜文　献＞

小野哲章ほか　編：臨床工学技士標準テキスト第2版．金原出版．2012．P3
飯田修平ほか：医療の質用語辞典．日本規格協会．2005．P226

◆過去5年間に出題された関連問題

該当なし

[２８回－午前－問題２] 感染症法で１類感染症に含まれるのはどれか。（医学概論）
1. 鳥インフルエンザ
2. エボラ出血熱
3. デング熱
4. 重症急性呼吸器症候群（SARS）
5. 黄熱

◆キーワード

感染症法　分類

◆解　説

　感染症は，「感染症の予防及び感染症の患者に対する医療に関する法律（感染症法）」により，その範囲及び類型が分けられている。感染症の種類により，感染症発生時に実施する措置等が定められている。

感染症法の対象となる感染症

分　類	感染症の疾病名等 （ただし，【法】：感染症法　【政】：政令　【省】：省令により指定）
一類感染症	【法】エボラ出血熱、クリミア・コンゴ出血熱、痘そう、南米出血熱、ペスト、マールブルグ病、ラッサ熱
二類感染症	【法】急性灰白髄炎、ジフテリア、重症急性呼吸器症候群（SARS）、結核、鳥インフルエンザ（H5N1）
三類感染症	【法】腸管出血性大腸菌感染症、コレラ、細菌性赤痢、腸チフス、パラチフス
四類感染症	【法】E型肝炎、A型肝炎、黄熱、Q熱、狂犬病、炭疽、鳥インフルエンザ（鳥インフルエンザ（H5N1）を除く）、ボツリヌス症、マラリア、野兎病 【政】オウム病、デング熱、日本脳炎、ブルセラ症、ライム病、レジオネラ症　など
五類感染症	【法】インフルエンザ（鳥インフルエンザ及び新型インフルエンザ等感染症を除く）、ウイルス性肝炎（E型肝炎及びA型肝炎を除く）、クリプトスポリジウム症、後天性免疫不全症候群、性器クラミジア感染症、梅毒、麻しん、メチシリン耐性黄色ブドウ球菌感染症 【省】アメーバ赤痢、RSウイルス感染症、クロイツフェルト・ヤコブ病、水痘、破傷風、バンコマイシン耐性黄色ブドウ球菌感染症、流行性角結膜炎　など
指定感染症	鳥インフルエンザ（H7N9）
新型インフルエンザ等感染症	【法】新型インフルエンザ、再興型インフルエンザ

1. 二類感染症
2. 一類感染症
3. 四類感染症
4. 二類感染症
5. 四類感染症

［正解　2］

＜文　献＞

小野哲章ほか　編：臨床工学技士標準テキスト第2版．金原出版．2012．P10
感染症の予防及び感染症の患者に対する医療に関する法律（感染症法）

◆過去５年間に出題された関連問題

　該当なし

[２８回－午前－問題３] 酵素について**誤っている**のはどれか。（医学概論）
1．触媒の一種である。
2．基質は酵素が作用する物質を示す。
3．至適温度は25℃付近である。
4．酵素ごとの至適pHが存在する。
5．タンパク質で構成される。

◆キーワード
酵素　触媒

◆解　説
　物質の化学反応の速度を高めるためには、触媒が必要である。特に、生体内での化学反応を進行するためには触媒となる酵素が必要である。酵素は細胞内で合成される生体触媒であり、その本体はタンパク質である。酵素反応は、生体内では体温や体液の中性のpH条件下で起こり、pH、温度、基質濃度の影響を受ける。

1. 酵素は細胞内で合成される生体触媒である。
2. 酵素と反応する物質を基質という。
3. 各酵素には、活性が最大となる最適な温度（＝至適温度）が存在する。至適温度は、37℃前後である。
4. 各酵素には、活性が最大となる最適なpH値（＝至適pH）が存在する。多くの細胞内酵素の至適pHは、中性付近であるが、胃酸で働くペプシン（消化酵素）の至適pHは1〜2である。
5. 酵素の本体はタンパク質である。

［正解　3］

<文　献>
　小野哲章ほか　編：臨床工学技士標準テキスト第2版．金原出版．2012．P73〜P74
　林　典夫、廣野治子　著：シンプル生化学．南江堂．2007．P67〜P69

◆**過去５年間に出題された関連問題**
　［２４回－午前－問題４］　　［２６回－午前－問題３］

[28回-午前-問題4] 薬物について正しいのはどれか。(医学概論)
a. 脳には全身循環から薬物が移行しやすい。
b. 直腸内投与の方が経口投与よりも効果発現は早い。
c. 血漿蛋白と結合したものは薬理作用をもたない。
d. 生体内利用率とは経口投与薬物のうち全身を循環する薬物の割合を示す。
e. 生物学的半減期は投与薬物が血中から消失するまでの時間の$\frac{1}{2}$の時間である。

1. a、b、c　　2. a、b、e　　3. a、d、e　　4. b、c、d　　5. c、d、e

◆キーワード

薬物動態　薬物の投与

◆解説

　薬物は、体内に入り、生体内に吸収されて各組織や部位に分布し、小腸や肝臓中の酵素により代謝を受け、体外に排出される。この一連の過程を薬物動態という。すなわち、体内に入った薬物は、吸収、分布、代謝、排泄の一連の過程を経る。薬物は、血中の血漿タンパク（主にアルブミン）と結合する結合型と結合しない遊離型に分かれる。遊離型のみが、細胞膜に拡散して細胞内に移行し、各組織や各部位に薬理作用を発揮する。結合型は、血漿タンパクと結合したことにより血管壁を通り抜けることができないため、薬理作用は持たない。

a. 薬物の分布は、血液脳関門（BBB）により制限される。脳細胞は、血液脳関門の働きにより、血液から脳組織への物質の通過が阻止されるため、有害物質や病原菌から保護されている。ただし、酸素や二酸化炭素、アルコール、麻酔薬などの物質は通過する。
b. 直腸内投与は、薬物が直腸粘膜から吸収されるため、初回通過効果を受けない。そのため、経口投与よりも薬効発現が早い。
　　薬効発現時間：　静脈内注射 ＞ 直腸内投与 ＞ 筋肉内注射 ＞ 皮下注射 ＞ 経口（内服）
　　薬効持続時間：　経口（内服）＞ 皮下注射 ＞ 筋肉内注射 ＞ 静脈内注射
d. 生体内利用率は、薬物動態の吸収の評価に利用され、血中濃度－時間曲線から計算される。
e. 生物学的半減期とは、血中の薬物濃度が、ある量から半分に減少するのに要する時間である。

[正解　4]

<文献>
小野哲章ほか　編：臨床工学技士標準テキスト第2版. 金原出版. 2012. P106
今井昭一　著：よくわかる薬理学. 金原出版. 2006. P10～P20

◆過去5年間に出題された関連問題
　[23回-午前-問題4]　[24回-午後-問題3]　[26回-午前-問題4]
　[26回-午後-問題3]　[27回-午前-問題3]

[28回-午前-問題5] 血栓形成を促進するのはどれか。(医学概論)
a. 血管内皮傷害
b. 血流低下
c. 線溶系亢進
d. 貧血
e. 血管透過性の亢進

1. a、b　2. a、e　3. b、c　4. c、d　5. d、e

◆キーワード

血栓形成　抗血栓形成　血小板　凝固系

◆解説

血液は、血栓形成作用と抗血栓形成作用の相反する二つの作用をもち、バランスを保っている。正常な血管内では、円滑な血流を保つために、血管内皮細胞により血小板機能や凝固系などの血栓形成作用は抑制され、血栓ができないように保たれている。しかし、血管が損傷してダメージを受けた血管内皮細胞は、血小板機能や凝固系などの血栓形成作用を促進する。また、線溶系などの抗血栓形成作用は抑制され、血液は血栓形成作用に傾く。

a. 血管内皮傷害により血管内皮細胞がダメージを受けると血栓形成作用を促進する。
b. 血流が低下した場合、血小板凝固因子の亢進によって血栓形成を促進する。
c. 線溶系亢進が亢進すると凝固系機能は抑制される。
d. 貧血は赤血球の産生と消失のバランス崩れによって起こる。血栓形成を促進するものではない。
e. 血管透過性の亢進は血栓形成を促進するものではない。

[正解　1]

<文献>

小野哲章ほか　編:臨床工学技士標準テキスト第2版. 金原出版. 2012. P268～P269
医療情報科学研究所　編:病気が見える vol.5 血液. メディックメディア. 2014. P150～P159

◆過去5年間に出題された関連問題

[23回-午前-問題12]　[27回-午前-問題19]

[２８回－午前－問題6] 図に細胞の構造を示す。
蛋白質が合成されるのはどれか。（医学概論）

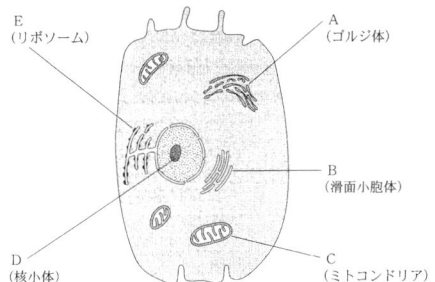

1. A
2. B
3. C
4. D
5. E

◆キーワード

細胞　蛋白合成　リボソーム

◆解　説

　ヒトなどの体を構成する真核細胞内には、細胞小器官とよばれる特定の機能を果たすように専門化した独特な構造が存在する。

1. ゴルジ体は扁平な袋が皿を重ねた形に集合した構造で、合成された蛋白質や脂質がそこを通り抜ける間に修飾を受け、ほかの部位へ輸送される。
2. 滑面小胞体はリボソームが表面に付着していない小胞体で、ステロイドホルモンの合成や有機化合物の無毒化を行う。また、細胞質からカルシウムイオンを隔離し、細胞外シグナルへの応答時にカルシウムイオンを放出するなどの機能をもつ。
3. ミトコンドリアは真核生物に広く存在し、細胞内呼吸によってATPを合成する。
4. 核小体は核内にある大きな構造で、リボソームRNAの転写とリボソームのサブユニットの会合がおこる場所である。
5. リボソームは複数の蛋白質とRNAからなる複合体で、mRNAの塩基配列を順に翻訳して、それぞれに対応するアミノ酸をつなげることで蛋白質の合成を行う。

[正解　5]

＜文　献＞

中村桂子ほか　監訳：Essential 細胞生物学．南江堂．2011．P251
小野哲章ほか　編：臨床工学技士標準テキスト第2版．金原出版．2012．P16

◆過去5年間に出題された関連問題

　［２５回－午後－問題6］

[28回-午前-問題7] 血圧上昇の原因と**ならない**のはどれか。(医学概論)
1. 心拍出量の増加
2. 血管抵抗の上昇
3. 静脈環流量の減少
4. 交感神経活動の亢進
5. 循環血液量の増加

◆キーワード
1回拍出量　血管抵抗　血流量　体液量　自律神経系

◆解説
血圧は、様々な因子が複雑に関与しあっており、その因子には次のようなものがある。
①血行動態要因（心拍出量、末梢血管抵抗、大動脈壁弾性、循環血液量、血液粘度など）
②自律神経系　③ホルモンの活性　④腎臓による体液量調節

調節系		働き	調節されるもの
短期の調節系 (秒)	圧受容器	血圧の上昇を鋭敏に感知し、迷走神経を興奮させて血圧を下げる。	心拍数 1回拍出量 血管抵抗
	化学受容器	$O_2\downarrow$　$CO_2\uparrow$　$pH\downarrow$ を感知し血圧を上げる。	
中期の調節系 (分～時間)	動脈壁の緊張・弛緩	血流量が増大した場合に、血管壁がゆっくり伸展し、血圧を正常に保つ。	血管抵抗 血流量
	レニン・アンギオテンシン性血管収縮	アンジオテンシンⅡの強力な血管収縮作用により血圧を上げる。	
	毛細血管内外での体液の移動	血圧が低いときは毛細血管内へ、高いときは毛細血管外へ体液が移動して血圧を一定に保つ。	
長期の調節系 (数時間～)	腎臓における体液量調節	血圧の変化に対し尿量を減少させて調節を行う（圧利尿）。全ての調節系のうち最も調節能力が大きい。RAA系と共同して働くことが多い。	体液量 血液量
	レニン・アンギオテンシン・アルドステロン(RAA)系	アルドステロンが遠位尿細管に作用し、Naと水の再吸収を亢進させて、血圧を上げる。	
	バソプレシン (抗利尿ホルモン)	バソプレシンが腎臓の集合管に作用し、水の再吸収を亢進させ、血圧を上げる。	

1. 心拍出量の増加は、循環血液量の増大や交感神経の緊張により生じ血圧は上昇する。
2. 血管抵抗の増加は、動脈壁の緊張などにより生じ血圧は上昇する。
3. 静脈環流量の減少は、低血圧の原因となる。
4. 交感神経活動の亢進により、心臓の収縮力や心拍出量が増大し血圧は上昇する。
5. 循環血液量の増加は、体液量の増加により生じ血圧は上昇する。

[正解　3]

<文献>
小野哲章ほか　編：臨床工学技士標準テキスト第2版．金原出版．2012．P46、P368、P560
医療情報科学研究所　編：病気が見える vol.2 循環器．メディックメディア．2014．P282

◆過去5年間に出題された関連問題
[27回-午後-問題7]

[28回-午前-問題8] イヌリンクリアランスの検査を実施した。イヌリンは血漿中濃度0.80mg/dL、尿中濃度65mg/dL、1分間の尿量は1.6mLであった。
イヌリンクリアランス[mL/min]はどれか。(医学概論)
1. 33
2. 52
3. 83
4. 100
5. 130

◆キーワード

イヌリンクリアランス　尿量　糸球体濾過量　クレアチニン

◆解説

　イヌリンは人体には存在せず、血中に投与すると腎臓の糸球体で濾過されるが、その後の尿路では再吸収も分泌もされない性質をもつ物質である。その性質を利用して、糸球体濾過量GFRの評価に用いられるが、患者への負担が大きいことからクレアチニンを用いる検査のほうが一般的である。

　イヌリンクリアランスは、点滴静注した血漿中のイヌリンが単位時間（1分間）内に尿中に排泄された量から、同じ単位時間内に濾過された血漿量を計算したものである。

［イヌリンクリアランス］×［血漿イヌリン濃度］＝［尿中イヌリン濃度］×［1分間尿量］　より、

［イヌリンクリアランス］＝［尿中イヌリン濃度］×［1分間尿量］／［血漿イヌリン濃度］

設問の数値を代入すると、

［イヌリンクリアランス］＝ 65 [mg/dL] × 1.6 [mL/min] ／ 0.80 [mg/dL] ＝ 130 [mL/min]

[正解　5]

<文　献>

池森（上條）敦子ほか　監：病気がみえるvol.8 腎・泌尿器. メディックメディア. 2012. P26〜P27

◆過去5年間に出題された関連問題

［23回-午前-問題25］　［24回-午後-問題23］　［27回-午前-問題9］

[28回-午前-問題9] 錐体路が交叉するところはどれか。(医学概論)
1．大脳基底核
2．脳　梁
3．中　脳
4．延　髄
5．脊　髄

◆キーワード
大脳皮質　神経線維　錐体路

◆解　説
　　大脳皮質の主に運動野や運動前野などからおこる神経線維は、いくつかの経路をたどるが、大脳脚の中央部を走る線維は錐体路を形成する。錐体路の線維の大部分は、延髄にある脳から脊髄への移行部で交叉し（錐体交叉）、反対側の脊髄の側索後部を下行する。

1．大脳基底核は、大脳半球の深部にある線条体や淡蒼球、中脳の黒質および視床下核をまとめて呼んだものであり、運動制御に関わる。
2．脳梁は、脳の中央部にあり、左右の大脳半球を連絡する交連線維が通る経路のひとつ。
3．中脳は、中脳水道が中を通る間脳と橋の間の部分で、上丘、下丘、赤核、黒質などを含む。

[正解　4]

＜文　献＞
水野　昇ほか　訳：図説中枢神経系．医学書院．1994．P228
小野哲章ほか　編：臨床工学技士標準テキスト第2版．金原出版．2012．P48

◆過去5年間に出題された関連問題
　[23回－午前－問題6]　　[25回－午前－問題9]

[28回-午前-問題10] 中心型チアノーゼの原因はどれか。（臨床医学総論）
a. メトヘモグロビン血症
b. 肺動静脈瘻
c. バージャー病
d. 寒冷曝露
e. 心拍出量低下

1. a、b　2. a、e　3. b、c　4. c、d　5. d、e

◆キーワード

チアノーゼ　中心型　末梢型

◆解　説

　チアノーゼとは、皮膚や粘膜が暗青紫または暗紫赤色調になる兆候を指す。色調の変化は、毛細血管内の還元ヘモグロビン濃度が 5g/dL 以上または異常ヘモグロビン 1.5g/dL 以上なることにより、爪先、口唇、鼻尖、耳朶などの毛細血管や、皮膚の薄いところで認められる。

　チアノーゼは出現部位から全身性にみられる場合には中心型チアノーゼ、局所的に見られる場合は、末梢型チアノーゼと分類される。

中心型チアノーゼ：動脈血酸素飽和度の低下によって出現する。
　　　主な原因：心疾患　　（右左シャントを有する先天性心疾患）
　　　　　　　　呼吸器疾患（広範囲な肺炎、肺水腫、肺気腫など）

末梢型チアノーゼ：動脈血酸素飽和度の低下は認めないが、局所的な循環不全により部分的に還元ヘモグロビンが増加し出現する。
　　　主な原因：レイノー症候群　（寒冷や冷水暴露による末梢血流障害）
　　　　　　　　心拍出量低下　　（ショック、うっ血性心不全）
　　　　　　　　末梢動脈血流障害（バージャー病、閉塞性動脈硬化症）
　　　　　　　　末梢静脈血流障害（血栓性静脈炎、静脈瘤）

a. 循環血液中に酸素運搬機能を持たない異常ヘモグロビン（メトヘモグロビン）が 1.5g/dL 以上になると中心型チアノーゼを呈する。
b. 肺動静脈瘻は肺動脈から肺静脈に短絡するため中心型チアノーゼを呈する。
c. 血管炎により、急性に動脈が閉塞し、末梢型チアノーゼを呈する。
d. 寒冷曝露は末梢型チアノーゼを呈する。
e. 心拍出量低下は末梢型チアノーゼを呈する。

[正解　1]

＜文　献＞
医療情報科学研究所　編：病気がみえる Vol.2 循環器．メディックメディア．2010．P15

◆過去5年間に出題された関連問題
　[27回-午前-問題10]

[28回-午前-問題11] 滲出性の胸水貯留を来すのはどれか。(臨床医学総論)
- a. 左心不全
- b. 肺結核
- c. 肺梗塞
- d. 肝硬変
- e. ネフローゼ症候群

1. a、b 2. a、e 3. b、c 4. c、d 5. d、e

◆キーワード

胸水　胸水貯留　滲出性　漏出性　血性

◆解　説

臓側胸膜と壁側胸膜に囲まれた胸膜腔にごく少量の胸水がある。胸水の産生と吸収のバランスが崩れると胸水が貯留する。

胸水には、性状・成分から滲出性と漏出性に主に別れ、他に血性による血性胸水がある。

滲出性胸水貯留：主に胸膜の炎症によって出た液。比重が重く、蛋白濃度が高く、LDL が高値である。
　　　　　　　炎症に伴い、フィブリン析出をみる。
　　　　　　　主な疾患は、結核、肺炎、悪性腫瘍、急性膵臓炎、肺梗塞、膠原病など
漏出性胸水貯留：全身静脈圧上昇、肺毛細血管圧上昇、血管透過性亢進、膠質浸透圧の低下などによる。
　　　　　　　比重や蛋白濃度は低い。
　　　　　　　主な疾患は、うっ血性心不全、肝硬変、急性糸球体腎炎、ネフローゼ症候群、敗血症など
血性胸水貯留：　悪性腫瘍、肺梗塞、外傷などによる。ヘマトクリット値が 50％以上なら血胸であり、
　　　　　　　外傷によるものが多い。

- a. 漏出性胸水である。
- b. 滲出性胸水である。
- c. 滲出性胸水である。
- d. 漏出性胸水である。
- e. 漏出性胸水である。

[正解　3]

＜文　献＞

篠原一彦ほか　編：臨床工学講座　臨床医学総論. 医歯薬出版. 2012. P79～P80

◆過去5年間に出題された関連問題

該当なし

[28回-午前-問題12] 気管支喘息で**誤っている**のはどれか。(臨床医学総論)
1. 気道の慢性炎症性疾患である。
2. ハウスダストが抗原になる。
3. 末梢血中の好酸球が減少する。
4. アセチルコリンの吸入試験で過敏性を示す。
5. 気管支痙攣の治療にβ₂受容体刺激薬を用いる。

◆キーワード

気管支喘息　ハウスダスト　好酸球　アセチルコリン吸入試験　β遮断薬

◆解　説

　喘鳴を伴う呼吸困難発作（喘息発作）を生じる慢性の炎症性気道疾患であり、気道閉塞（閉塞性肺機能障害）が自然・治療により改善が認められる（気道閉塞の可逆性）、刺激に対して気道が過剰な収縮反応を示す（気道過敏性）が主な特徴である。主な症状は喘鳴を伴う呼吸困難であり、アセチルコリンやヒスタミンによる吸入試験で過敏性が証明されれば気管支喘息と診断する。

　好酸球や好中球などが関与する慢性の気道炎症が主な病態であり、気管支アトピー（I型アレルギー）を高頻度に伴う。
　抗原となる物質はハウスダストであり、発生頻度は世界的に増加しており、特に小児において著明である。

　治療（急性発作の場合）：β刺激薬の投与、アミノフィリンの静注を中心にステロイド薬を併用する。
　　　　　　　　　　　重篤な気道閉塞では、気管内挿管による人工呼吸管理などがある。

　発作予防：① 喘息の除去（ハウスダストの除去、β遮断薬の慎重な投与）
　　　　　　② 気管支拡張薬の継続使用。徐放性テオフィリン薬とβ遮断薬の吸入
　　　　　　③ 気道炎症の予防と抑制（アレルゲン暴露、喫煙、大気汚染など）、吸入ステロイド薬と
　　　　　　　抗アレルギー薬の連用による気道炎症の抑制

2. ハウスダスト（ダニ、カビ、花粉、犬猫の毛など）の他、大気汚染物質やガスなども発作の誘因となる。
3. 喘息患者の気道では、好酸球及び肥満細胞の数が増加・活性化している。

[正解　3]

＜文　献＞
　篠原一彦ほか　編：臨床工学講座　臨床医学総論. 医歯薬出版. 2012. P59～P60

◆過去5年間に出題された関連問題
　該当なし

> [２８回−午前−問題１３] 二次性高血圧症の基礎疾患で**ない**のはどれか。（臨床医学総論）
>   1. 原発性アルドステロン症
>   2. クッシング症候群
>   3. 甲状腺機能亢進症
>   4. アジソン病
>   5. 糸球体腎炎

◆キーワード

二次性高血圧　原発性アルドステロン症　クッシング症候群

◆解　説

　高血圧症とは収縮期血圧が140mmHg以上、拡張期血圧90mmHg以上の両者あるいはどちらか一方を満たすものをいい、原因不明の本態性高血圧と二次性高血圧がある。

　　本態性高血圧：高血圧の90%以上を占める。遺伝性素因（常染色体優勢遺伝）と環境因子（食塩、ストレス、肥満など）が重なって発症すると考えられる。
　　　治療　① 非薬物療法＝生活習慣の是正：塩分制限（6g以下/日）、減量、禁煙など
　　　　　　② 薬物療法：Ca拮抗薬、ACE阻害薬、β遮断薬、利尿剤など

　　二次性高血圧：高血圧の5〜10%を占める。疾患の部分症状として高血圧を認める場合をいう。
　　　基礎疾患：① 腎性高血圧　　　（腎実質性高血圧、腎血管性高血圧、腎腫瘍など）
　　　　　　　　② 内分泌性高血圧　（原発性アルドステロン症、クッシング症候群、褐色細胞腫、
　　　　　　　　　　　　　　　　　　甲状腺機能亢進症及び低下症、末端肥大症）
　　　　　　　　③ 心臓血管性高血圧（大動脈縮窄症、大動脈弁閉鎖不全症など）
　　　　　　　　④ 神経性高血圧　　（てんかん、脳圧亢進症など）
　　　　　　　　⑤ 妊娠性高血圧
　　　　　　　　⑥ 薬物性高血圧

1. 副腎皮質の腺腫が過形成のためアルドステロンが過剰に分泌される。Naの再吸収が増加し、体液が増加して生じる二次性高血圧（内分泌性高血圧）である。
4. 二次性低血圧である。慢性副腎皮質機能低下症であり、症状として低血圧の他、倦怠感、脱力、体重減少などがある。
5. 糸球体腎炎による腎機能が低下して発生する二次性高血圧（腎実質性高血圧）である。

[正解　4]

＜文　献＞

　篠原一彦ほか　編：臨床工学講座　臨床医学総論. 医歯薬出版. 2012. P88

◆過去5年間に出題された関連問題

　該当なし

[28回-午前-問題14] 不整脈について正しいのはどれか。（臨床医学総論）
a. Wenckebach 型房室ブロックでは PQ 間隔は徐々に短縮する。
b. Mobitz II 型房室ブロックはペースメーカの適応である。
c. Maze 手術は心房細動に対して行われる。
d. Adams-Stokes 発作を伴う洞不全症候群は薬剤治療が第一選択である。
e. WPW 症候群では PQ 間隔が延長する。

1. a、b　2. a、e　3. b、c　4. c、d　5. d、e

◆キーワード
Wenckebach　Mobitz II 型　心房細動　Adams-Stokes 発作　WPW 症候群

◆解説
　不整脈には、1～2 拍の単発性ないし散発性、3 拍以上続く連発性、心拍数が 100 回/min 以上の頻脈性、60 (or50) 回/min 未満の徐脈性のものがある。
　重篤な場合は、突然死をきたす疾患であり、多くの薬物及び非薬物療法が行われている。
　各波形とその間隔、P 波形、PP 時間、P 波と QRS 波との関係、PQ（PR）時間、QRS 時間、が判読の目安となる。
　治療を要する不整脈には、
　　①心室細動　②心室期外収縮　③上室頻拍　④WPW 症候群　⑤心室頻拍（VT）　⑥心房細動・粗動
　　⑦洞不全症候群（SSS）　⑧房室ブロック
などがある。

a. Wenckebach 型は、心房（P 波）から心室（QRS 波）への伝導が 1 心拍ずつ次第に延長し、ついに伝わらなくなるタイプ（II 度房室ブロック）である。
b. Mobitz II 型は心房から心室への伝導は正常だが、時々急に伝導が途絶えてしまうタイプ（II 度房室ブロック）であり、徐脈による症状が強く、Adams-Stokes 発作時にはペーシングを含む治療が必要。
c. 心房細動には、迷路状に心房壁を切開あるいは凍結して旋回興奮の経路を遮断する Maze 手術を行う。最近はカテーテルアブレーションによる治療が行われる。
d. Adams-Stokes 発作時には、一時的にペーシングを含む緊急治療が必要となる。
e. WPW 症候群は、正規の房室伝導路以外に、心房内に副伝導路として Kent 束が存在し、リエントリーによる発作性頻脈が出現する。心電図は PR 間隔の短縮、QRS 間隔の延長、Δ（デルタ）波の出現を認める。

［正解　3］

<文　献>
篠原一彦ほか　編：臨床工学講座　臨床医学総論．医歯薬出版．2012．P125～P126

◆過去 5 年間に出題された関連問題
　［25回-午前-問題14］

[28回−午前−問題15] 糖尿病治療中の患者にみられる低血糖の症状はどれか。（臨床医学総論）
a. 徐脈
b. 皮膚乾燥
c. 手指振戦
d. 顔面蒼白
e. 頭痛

1. a、b、c　　2. a、b、e　　3. a、d、e　　4. b、c、d　　5. c、d、e

◆キーワード

糖尿病　低血糖症状　手指振戦　顔面蒼白　頭痛

◆解説
　糖尿病はインスリンの絶対的あるいは相対的欠乏により起こり、慢性の空腹時高血糖を示し、糖質・脂質・タンパク質代謝に異常を来し、全身に多くの合併症を引き起こす。
　高血糖は浸透圧を高め、組織からの脱水を生じるため、糖尿病患者は口渇、多飲、多尿となる。また代謝異常によりエネルギー産生障害、高血糖による細胞や組織の脱水、浸透圧亢進、タンパク質の糖化などにより、細小血管障害をきたし、網膜症による失明や、糸球体硬化による腎不全を起こす。
　合併症として、
　急性合併症：① 高血糖性糖尿病昏睡（糖尿病性ケトアシドーシス・高血糖性浸透圧昏睡）
　　　　　　　② 低血糖（発汗・不安・動悸・手指振戦・顔面蒼白・頻脈・頭痛・目のかすみ・空腹感・眠気）
　慢性合併症：① 細小血管合併症（神経障害・網膜症・腎症）
　　　　　　　② 大血管合併症（脳卒中・狭心症・心筋梗塞・末梢動脈疾患・壊疽）

a. 急性合併症において、低血糖では頻脈がみられる。
b. 皮膚炎（肌のかゆみ・かさつき）には、皮膚感染症、足病変があり。皮膚のかぶれやただれ、白癬（はくせん）などが皮膚感染症の原因となる。皮膚合併症による足病変は、神経障害・血流障害・感染症などにより足の潰瘍や壊疽が進行して下肢切断を受ける可能性がある。

[正解　5]

＜文献＞
　篠原一彦ほか　編：臨床工学講座　臨床医学総論. 医歯薬出版. 2012. P144～P150

◆過去5年間に出題された関連問題
　該当なし

[28回－午前－問題16] 蚊が媒介する感染症はどれか。(臨床医学総論)
a. ツツガムシ病
b. アメーバ赤痢
c. デング熱
d. マラリア
e. オウム病

1. a、b　2. a、e　3. b、c　4. c、d　5. d、e

◆キーワード

原虫感染症　デング熱　マラリア

◆解　説

　原虫は単細胞性の真核微生物に属し、世界中に多種類の原虫感染症が存在する。原虫症の主な流行地は熱帯・亜熱帯地域であり、マラリアを中心に毎年多くの死者を出している。

　原虫感染症は、①マラリア、②赤痢アメーバ症、③トキソプラズマ症、④クリプトスポリジウム症、⑤リーシュマニア症、⑥ランブル鞭毛虫症、⑦膣トリコモナス症　などがある。

　感染経路として蚊が媒介する感染症としては、
　　①マラリア：ハマダラカ
　　②デング熱：ネッタイシマカ、ヒトスジシマカ
　　③日本脳炎：コガタアカイエカ（ワクチン接種歴がない患者が蚊に刺されてから5～16日後に発症）
がある。

a. つつがむし（ダニ）に草むらなどで刺されると、菌が体内に入り、約10日後に高熱、頭痛、関節痛などをもって発症し、発疹（紅斑）、リンパ節腫脹をきたす。
b. 赤痢アメーバという原虫による感染症である。下腹部痛、しぶり腹、血便など赤痢症状を特徴とする腸アメーバ症と、肝臓などに腫瘍をつくる腸管外アメーバ症がある。性感染症の一つでもある。
c. 蚊の媒介によるデングウィルスの感染症であり、4～8日の潜伏期の後、発症する。高熱の後、皮膚に点状出血斑が出現し、出血傾向、低血圧性ショック、多臓器不全を呈する。7～10日の経過で回復する。
d. マラリア原虫は、ハマダラカによって伝播され、人体内に侵入し、潜伏期を経て発熱、貧血、脾腫などの症状を呈する。熱帯熱マラリアは急速に脳症（昏睡）、腎不全、DICなどをきたし、死亡する場合がある。
e. 鳥が持っている細菌、オウム病クラミジアによる感染症。鳥の排泄物（糞便や唾液中の菌）をヒトがほこりと共に吸引し、口移しの餌やりで感染することもある。高熱、頭痛などの症状で突如発症し、多くは肺炎症状を呈する。

[正解　4]

<文　献>

小野哲章ほか　編：臨床工学技士標準テキスト第2版増補．金原出版．2012．P625

◆過去5年間に出題された関連問題

該当なし

[28回-午前-問題17] 二次性ネフローゼ症候群の基礎疾患で**ない**のはどれか。（臨床医学総論）

a. 糖尿病
b. 高尿酸血症
c. 多発性嚢胞腎
d. アミロイドーシス
e. 全身性エリテマトーデス

1. a、b 2. a、e 3. b、c 4. c、d 5. d、e

◆キーワード

ネフローゼ症候群　続発性疾患

◆解説

　ネフローゼ症候群とは、何らかの原因により大量のタンパク尿（3.5g/日以上）が持続し、その結果、低タンパク血症（総タンパク6.0g/dL、アルブミン3.0g/dL以下）となる病態をいう。
　続発性（二次性）糸球体腎炎には、糖尿病性腎症、アミロイド腎、多発性骨髄腫による腎障害、自己免疫疾患やその類縁疾患に伴う腎症、紫斑病性腎炎が挙げられる。

a. 糖尿病が原因となって発症する腎障害で、細小血管症から糸球体硬化症をきたす。
b. UA（尿酸）は、核酸（プリン体）の最終代謝産物であり、大部分は腎臓を介して尿中に排泄されるが、一部は腸管から排泄される。基準値は、男性で4.0～7.0mg/dL、女性で3.0～5.5mg/dLである。尿酸値を上昇させる要因として、痛風などの突発性高尿酸血症、核酸代謝の亢進、腎機能障害がある。尿酸値が9.0mg/dL以上の状態が続くと痛風発症頻度が高くなる。
c. 多発性嚢胞腎（PKD）は、両側の腎臓に多発性の嚢胞ができる先天性腎疾患である。
d. アミロイド（線維構造をもつ特異なタンパク）が全身諸臓器に沈着して病変を起こす疾患をアミロイドーシスという。腎障害を引き起こし、多くは経過とともにネフローゼ症候群を呈する。進行すると腎不全に至る。
e. 全身性エリテマトーデス（SLE）に起因する腎障害としてループス腎炎があり、若い女性に好発する。腎障害として血尿・タンパク尿だけのものから、ネフローゼ症候群や進行して腎不全に至るまで多彩である。

［正解　3］

<文献>
篠原一彦ほか　編：臨床工学講座　臨床医学総論．医歯薬出版．2012．P159～P162
小野哲章ほか　編：臨床工学技士標準テキスト第2版増補．金原出版．2012．P570～P576

◆過去5年間に出題された関連問題
　［25回-午前-問題17］

[28回-午前-問題18] 慢性腎不全の合併症への対応で**適切でない**組合せはどれか。（臨床医学総論）
1. 貧血 ——————— エリスロポエチン製剤の投与
2. 痛風 ——————— 尿酸生成抑制薬の投与
3. 高カリウム血症 ——— 陽イオン交換樹脂の使用
4. 高リン血症 ————— リン吸着剤の投与
5. 低カルシウム血症 —— ビスホスホネート製剤の投与

◆キーワード

慢性腎不全　透析合併症

◆解説

　慢性腎不全の電解質異常として高カリウム血症、高カルシウム血症、低ナトリウム血症、高リン血症、低リン血症がある。

1. 貧血には赤血球造血刺激因子製剤（ESA）療法が著効を示し、心機能・免疫能・大脳機能・内分泌機能・性機能など腎不全で障害される多くの機能を改善させ、QOLあるいはADLに向上をもたらす。
2. 尿酸の産生過剰や排泄低下などにより体内に尿酸が蓄積し、血液中の尿酸濃度が上昇して組織内に析出することで、急性関節炎発作・痛風結節・尿路結石・血管障害などの症状を起こす疾患である。治療に尿酸生成抑制薬を投与する。
3. 一般に血清カリウム濃度が5mEq/Lを超える状態をいう。主な治療にはカリウム吸着レジン、炭酸水素ナトリウムなどの内服、透析療法などがある。
4. 一般に血清リン濃度が4.5mg/dLを超える状態をいい、腎不全に伴う尿中リン排泄の減少が主因となる。リンを大量に含むタンパク質の摂取制限、リン吸着薬の内服などが対処方法である。
5. 血中カルシウムレベルは副甲状腺ホルモン（PTH）、活性型ビタミンDにより調節されている。透析患者では、PTH作用の過剰、ビタミンD製剤により高カルシウム血症を呈している。高カルシウム血症は、一般に血清カルシウム濃度が10.5mg/dLを超える状態をいう。治療には利尿薬、カルシトニン製剤、ビスフォスネート製剤などが用いられる。

[正解　5]

＜文献＞
小野哲章ほか　編：臨床工学技士標準テキスト第2版増補．金原出版．2014．P584～P586
竹澤真吾ほか　編：臨床工学講座　生体機能代行装置学　血液浄化療法装置．医歯薬出版．2011．P25

◆過去5年間に出題された関連問題
　［23回-午前-問題16］

[２８回-午前-問題１９] 血漿交換療法が適応となる疾患・病態で**ない**のはどれか。（臨床医学総論）
1. 劇症肝炎
2. 逆流性食道炎
3. 全身性エリテマトーデス
4. 家族性高コレステロール血症
5. ギラン・バレー症候群

◆キーワード

血漿交換　適応疾患

◆解説

　血漿交換（plasma exchange：PE）の適応疾患は、肝疾患（劇症肝炎、術後肝不全、慢性Ｃ型ウイルス肝炎）、膠原病・リウマチ疾患、神経疾患、循環器疾患、腎疾患、血液疾患、薬物中毒、重度血液型不適合妊娠、皮膚疾患、同種腎移植などである。

1. 劇症肝炎とは、発症後 8 週間以内に高度の肝機能異常、肝性昏睡Ⅱ度以上をきたし、プロトロンビン時間が 40％以下であるものを指す。
2. 酸やペプシンを含んだ胃酸が逆流することによって発生する炎症性疾患である。治療はプロトンポンプ阻害薬（PPI）や H2 受容体拮抗薬を投与する内科的治療が主体となる。
3. 膠原病・リウマチ疾患（全身性エリテマトーデス、悪性関節リウマチ）が該当する。
4. 循環器疾患の中で家族性高コレステロール血症、閉塞性動脈硬化症が該当する。家族性高コレステロール血症は、遺伝的に血液中のコレステロールを取り除くシステムがうまく働かなくなる病気である。片方の親からだけ遺伝子を受け継いだものをヘテロ型、両親から受け継いだ場合をホモ型という。ヘテロ型の割合が多く、500 人に 1 人がヘテロ型、ホモ型は 100 万人に 1 人の割合である。
5. 神経疾患として重症筋無力症、ギラン・バレー症候群、多発性硬化症、慢性炎症性脱髄性多発根神経炎が該当する。ギラン・バレー症候群とは、急速に発症する左右対称性の四肢筋力の低下と腱反射の消失を主徴とする病気である。免疫グロブリンの大量静注療法または血漿交換が有効である。

［正解　2］

＜文献＞
　小野哲章ほか　編：臨床工学技士標準テキスト第 2 版増補．金原出版．2014．P375～P377
　竹澤真吾ほか　編：臨床工学講座　生体機能代行装置学　血液浄化療法装置．医歯薬出版．2011．P266～P270

◆過去５年間に出題された関連問題
　［２３回-午前-問題７７］

[28回-午前-問題20] 血液透析中の患者で血小板減少と血栓症が認められた場合、原因として考えられる薬剤はどれか。(臨床医学総論)
1．ナファモスタットメシル酸塩
2．鉄 剤
3．エリスロポエチン製剤
4．ヘパリン
5．ビタミンD製剤

◆キーワード

血小板減少症　血栓塞栓症　静脈血栓症　回路内凝血

◆解　説

　ヘパリン起因性血小板減少症（Heparin-Induced Thrombocytopenia：HIT）は生命予後に関わるヘパリンの重篤な副作用である。未分画ヘパリン、低分子量ヘパリンは血栓塞栓症の治療、予防、カテーテル治療に関する抗凝固、人工心肺使用手術等で最も汎用されている抗凝固薬である。しかし、ヘパリンが免疫学的機序を介して血栓塞栓症を引き起こすことが明らかになってきており、その病態がヘパリン起因性血小板減少症として注目されている。

1. 副作用に高カリウム血症、低ナトリウム血症がある。
2. 副作用に便の黒色化、下痢、悪心嘔吐がある。
3. 副作用に高血圧、脳梗塞、肝機能障害、アナフィラキシーショック、心筋梗塞がある。
5. 透析患者のビタミンD代謝異常に用いられ、副作用に高カルシウム血症がある。

[正解　4]

＜文　献＞
松尾武文ほか　編：HIT診療の手引き．HIT情報センター．2004

◆過去5年間に出題された関連問題
　該当なし

[28回-午前-問題21] 表面麻酔で行うことができるのはどれか。（臨床医学総論）
a. 脱臼整復
b. 気管支鏡検査
c. 胃内視鏡検査
d. 皮膚生検
e. 三叉神経ブロック

1. a、b　2. a、e　3. b、c　4. c、d　5. d、e

◆キーワード

表面麻酔　腕神経叢ブロック

◆解　説

　表面麻酔は局所麻酔法の一種で意識消失を伴わずに部分的に除痛を行う麻酔である（意識消失を伴う麻酔は全身麻酔）。主に、侵襲性の低い手術や簡単な救急処置、周術期の全身麻酔と併用した鎮痛目的などで用いられ、眼科、耳鼻科、泌尿器科、歯科の手術や気管支鏡、食道鏡による検査時に行われ、粘膜にリドカインを噴射、塗布する。

a. 脱臼の整復術には静脈麻酔薬が用いられる。
d. 神経の根元に直接注射する伝達麻酔、局所浸潤麻酔が用いられる。
e. 局所麻酔薬もしくは神経破壊薬を直接注射し神経経路を遮断する。

［正解　3］

＜文　献＞
公益社団法人日本麻酔科学会：麻酔薬および麻酔関連薬使用ガイドライン第3版．2015

◆過去5年間に出題された関連問題
　［23回-午前-問題19］　［23回-午後-問題23］　［24回-午前-問題21］
　［25回-午後-問題20］　［26回-午前-問題21］

[28回-午前-問題22] 生命徴候（バイタルサイン）の検査項目はどれか。（臨床医学総論）

a. 心拍数
b. 体 重
c. 瞳孔径
d. 体 温
e. 血 圧

1. a、b、c　2. a、b、e　3. a、d、e　4. b、c、d　5. c、d、e

◆キーワード

バイタルサイン　心拍　呼吸　体温　血圧

◆解 説

　生命に危険が迫っているのかどうかを判断する指標をバイタル（vital：生命）サイン（signs：徴候）といい、意識、血圧、脈拍、呼吸、体温の状態を指標とする。

a. 安静時心拍数は60～75/分程度。
b. 標準体重から肥満や低体重などの評価を行う。
c. 縮瞳と散瞳による対光反応を観察して意識障害等を評価する。
d. 平均体温は37.0℃
e. 正常域血圧は、収縮期 ＜120mmHg ～拡張期 ＜80mmHg

[正解 3]

＜文 献＞

　篠原一彦ほか　編：臨床工学講座　臨床医学総論. 医歯薬出版. 2012. P10～P11

◆過去５年間に出題された関連問題

　該当なし

[28回-午前-問題23] 消毒・滅菌について正しいのはどれか。(臨床医学総論)
a. 消毒薬中で微生物は繁殖しない。
b. エタノールは粘膜の消毒に有用である。
c. オートクレーブは高圧蒸気で滅菌する。
d. エチレンオキサイドガスは残留毒性が強い。
e. クロルヘキシジンは結核菌に有効である。

1. a、b　2. a、e　3. b、c　4. c、d　5. d、e

◆キーワード

滅菌法　消毒法

◆解　説

　滅菌とは、「細菌芽胞を含むすべての微生物を殺滅、または除去する過程」と定義され、物理的または化学的な方法がある。代表的な滅菌法として、①乾熱滅菌、②高圧蒸気滅菌、③放射線（γ線、電子線、X線）滅菌、④酸化エチレン（エチレンオキサイド）ガス滅菌、⑤過酸化水素ガスプラズマ滅菌がある。①～③は物理的、④と⑤は化学的な滅菌法に分類される。

　消毒とは、「微生物のうち病原微生物（芽胞を除く）を殺滅、除去する過程」をいい、すべての微生物を殺滅、除去するものではない。消毒法には、煮沸消毒、ホルムアルデヒドガス消毒、紫外線殺菌、薬液による消毒などがある。

a. 消毒薬は、その種類によって殺滅することができる微生物が異なる。殺滅できない（消毒の効果が期待できない）微生物が消毒薬に混入した場合には、その中で繁殖することがある。
b. アルコール系消毒薬は、皮膚や手指の消毒に用いられる。ただし、損傷皮膚および粘膜への使用は、刺激作用を有するので禁忌となる。
c. オートクレーブ（高圧蒸気滅菌器）は、高圧蒸気滅菌を行う際に用いる滅菌装置である。
d. エチレンオキサイドガスは毒性が強く、残留ガスによる副作用（溶液の皮膚接触による薬傷、ガス吸入による頭痛、めまい、吐き気、失神、呼吸停止など）を防ぐために十分なエアレーションが必要となる。
e. クロルヘキシジンは、消毒薬に対する抵抗性が強いとされる細菌芽胞や結核菌、ウイルスへの効果は期待できない。

[正解　4]

<文　献>
日本生体医工学会ME技術教育委員会　監：MEの基礎知識と安全管理第6版. 南江堂. 2014. P441～P453

◆過去5年間に出題された関連問題

[23回-午後-問題22]　[25回-午前-問題10]　[25回-午後-問題23]
[26回-午前-問題24]　[27回-午後-問題23]

[28回-午前-問題24] 医療事故発生時の対応について**適切でない**のはどれか。（臨床医学総論）

1. 患者の安全確保
2. 正確な事実把握
3. 医師や上司への報告
4. 事故に関わる物品の保全
5. 発生部署内での解決

◆キーワード

医療事故

◆解説

「医療事故」とは、医療の過程において、医師、看護師等の医療従事者が予測しなかった悪い事態が起こったものをいう。医療事故の中には医療従事者に過失のあるものと過失のないものとがあり、過失のあるものを「医療過誤」という。

厚生省（現　厚生労働省）は、2000年にリスクマネージメントマニュアル作成指針を示し、そのなかで医療事故発生時の対応を以下のように明記している。

【医療事故発生時の対応：抜粋】

・初動体制：医師、看護婦等の連携の下に救急処置を行う。
・医療事故の報告：施設内における報告は、直ちに上司に報告する。
・患者・家族への対応：患者に対しては誠心誠意治療に専念するとともに、患者及び家族に対しては、誠意をもって事故の説明等を行う。
・事実経過の記録：医師、看護婦等は、患者の状況、処置の方法、患者及び家族への説明内容等を、診療録、看護記録等に詳細に記載する。
・警察への届出：医療過誤によって死亡又は傷害が発生した場合又はその疑いがある場合には、施設長は、速やかに所轄警察署に届出を行う。

1. 医療事故が発生した際には、まず患者の安全、救命を最優先して処置にあたる。
2. 正確な事実を把握し、経過を記録することが医療事故処理の上で最も重要となる。
3. 医療事故はその大小、軽重を問わず、すべて主治医ならびに上司へすみやかに報告する。
4. 医療事故の原因および因果関係を明らかにするため、医療事故に関わる物品の保全は重要である。
5. 医療事故を無理に独力、または部署内のみで解決しようとせず、状況に応じて関係部署へ協力を依頼する。

[正解　5]

<文献>

岡田　清ほか　編：病院における医療事故紛争の予防第2版．医学書院．1997．P2
リスクマネジメントスタンダードマニュアル作成委員会　編：リスクマネージメントマニュアル作成指針．
　厚生省．2000

◆過去5年間に出題された関連問題

[27回-午前-問題23]

[２８回－午前－問題２５] 脂溶性ビタミンはどれか。（臨床医学総論）
a. ビタミン A
b. ビタミン B_6
c. ビタミン C
d. ビタミン D
e. ビタミン E

1. a、b、c　2. a、b、e　3. a、d、e　4. b、c、d　5. c、d、e

◆キーワード

脂溶性ビタミン　水溶性ビタミン

◆解　説

　ビタミンとは、微量ながら生体内での代謝が正常に機能するために必要な物質で、生体内では合成されないために外界から摂取しなければならない有機化合物の総称である。なおビタミンは、油に溶ける脂溶性ビタミンと水に溶ける水溶性ビタミンに分類される。

【ビタミンの分類と機能ならびに欠乏症】

	ビタミンの種類	機能	欠乏症
脂溶性	ビタミン A	視覚、上皮細胞の正常維持	夜盲症、角膜乾燥症、皮膚・粘膜の角化
	ビタミン D	Ca^{2+}の腸管吸収、骨の生成	くる病、骨軟化症
	ビタミン E	生体内抗酸化作用	流産、不妊症、筋委縮症、動脈硬化症
	ビタミン K	血液凝固因子生成に必要	出血傾向
水溶性	ビタミン B_1	糖質、分枝アミノ酸代謝	脚気、多発性神経炎、ウェルニッケ脳症
	ビタミン B_2	生体内酸化還元物質、成長促進因子	舌炎、皮膚炎、口角炎など
	ビタミン B_6	アミノ酸代謝	けいれん、認知障害、皮膚炎、貧血など
	ビタミン B_{12}	異性化、メチル化、脱離	悪性貧血
	葉酸	造血因子	悪性貧血
	ビタミン C	抗酸化作用、結合組織の維持	壊血病
	ナイアシン	生体内酸化還元物質、糖代謝など	ペラグラ（神経障害、皮膚障害、消化器障害など）
	パントテン酸	アシル基転移、β酸化など	発育障害
	ビオチン	炭酸の固定、転移	皮膚炎（乳児期）

［正解　3］

＜文　献＞

篠原一彦ほか　編：臨床工学講座　臨床医学総論. 医歯薬出版. 2012. P115
林　典夫ほか　監：シンプル生化学第6版. 南江堂. 2014. P91～P100

◆過去5年間に出題された関連問題

　　［２４回－午後－問題２］　　［２５回－午後－問題２４］　　［２６回－午前－問題２５］
　　［２７回－午前－問題２４］　　［２７回－午後－問題２］

[28回-午前-問題26] サーマルアレイレコーダについて**誤っている**のはどれか。（生体計測装置学）
1．1mmに16個程度のサーマルヘッドが並んでいる。
2．サーマルヘッドはミリ秒オーダで加熱される。
3．DAコンバータによって発色位置を決める。
4．周波数応答は2〜3kHzの応答速度をもっている。
5．波形だけでなく文字も記録可能である。

◆キーワード

サーマルヘッド　発熱抵抗体　8〜16ドット/mm　ADコンバータ

◆解　説

　サーマルアレイレコーダの基本構造は、発熱抵抗体（サーマルエレメント）が横一列に配置（8〜16ドット/mm）されたサーマルヘッド部と感熱紙を送るプラテンローラとからなる。発熱抵抗体（サーマルエレメント）は電気をエネルギー源として発生するジュール熱によりミリ秒オーダで加熱され、その周波数応答は高く、数十kHzの周波数まで直接記録できる。

　サーマルアレイレコーダの基本構成は、心電図等の電圧信号がアンプに入力され、ADコンバータを通してデジタルデータに変換され、DMAを介してメモリに蓄えられ、CPUによりサーマルアレイレコーダに出力される。記録は、ガルバノメータのような可動部分が無いので、波形や文字・画像を記録することができ、線ではなく点の連続であるため分解能が問題となる。

1. 1mmに16個程度のサーマルエレメントが並んでいる。
2. 正確にはサーマルエレメントがミリ秒オーダで加熱される。
3. ADコンバータによって発色位置を決める。
4. 数十kHzまで記録できるので、周波数応答は2〜3kHzの応答速度をもっている。
5. 波形だけでなく文字も記録可能である。

[正解　3]

＜文　献＞

石原　謙　編：臨床工学講座　生体計測装置学．医歯薬出版．2013．P59

◆過去5年間に出題された関連問題

該当なし

[28回-午前-問題27] ディジタル心電計における aV_R の計算式はどれか。
ただし、Ⅰ、Ⅱ、Ⅲは標準肢誘導を表す。(生体計測装置学)

1. $\mathrm{I} - \dfrac{\mathrm{II}}{2}$

2. $\dfrac{-(\mathrm{I}+\mathrm{II})}{2}$

3. $\dfrac{\mathrm{II}-\mathrm{I}}{2}$

4. $(\mathrm{II}-\mathrm{III}) - \mathrm{I}$

5. $\dfrac{3(\mathrm{I}+\mathrm{III})}{2}$

◆キーワード

四肢誘導　誘導合成演算

◆解　説

　デジタル心電計では四肢の2誘導のみを記録するシステムが多いので、他の誘導を演算で求めなければならない。これを誘導合成演算という。

(1)　Ⅰ、Ⅱ誘導のみ記録(右手電位 R、左手電位 L、左足電位 F)

$\mathrm{III} = \mathrm{R} - \mathrm{L} = (\mathrm{F}-\mathrm{R}) - (\mathrm{L}-\mathrm{R}) = \mathrm{II} - \mathrm{I}$

$a\mathrm{V_R} = \mathrm{R} - \dfrac{1}{2}(\mathrm{L}+\mathrm{F}) = \dfrac{1}{2}\{(\mathrm{R}-\mathrm{L})+(\mathrm{R}-\mathrm{F})\} = -\dfrac{1}{2}(\mathrm{I}+\mathrm{II})$

$a\mathrm{V_L} = \mathrm{I} - \dfrac{\mathrm{II}}{2}$

$a\mathrm{V_F} = \mathrm{II} - \dfrac{\mathrm{I}}{2}$

(2)　Ⅱ、Ⅲ誘導のみ記録

$\mathrm{I} = \mathrm{II} - \mathrm{III}$ 　　　$a\mathrm{V_R} = -\mathrm{II} + \dfrac{1}{2}\mathrm{III}$ 　　　$a\mathrm{V_L} = \dfrac{1}{2}\mathrm{II} - \mathrm{III}$ 　　　$a\mathrm{V_F} = \dfrac{1}{2}(\mathrm{II}+\mathrm{III})$

(3)　Ⅰ、Ⅲ誘導のみ記録

$\mathrm{II} = \mathrm{I} + \mathrm{III}$ 　　　$a\mathrm{V_R} = -\mathrm{I} - \dfrac{1}{2}\mathrm{III}$ 　　　$a\mathrm{V_L} = \dfrac{1}{2}(\mathrm{I}-\mathrm{III})$ 　　　$a\mathrm{V_F} = \dfrac{1}{2}\mathrm{I} + \mathrm{III}$

1. $a\mathrm{V_L}$：Ⅰ、Ⅲ誘導から導出
2. $a\mathrm{V_R}$：Ⅰ、Ⅱ誘導から導出
3. 導出なし
4. 導出なし
5. 導出なし

[正解　2]

＜文　献＞

　石原　謙　編：臨床工学講座　生体計測装置学. 医歯薬出版. 2013. P52

◆過去5年間に出題された関連問題

　［25回-午前-問題28］　　［26回-午前-問題28］

> **[28回−午前−問題28]** 観血式血圧計の波形がひずむ原因はどれか。(生体計測装置学)
> a. ゼロ点調整不良
> b. 血圧トランスデューサの高さ不良
> c. カテーテル内での気泡混入
> d. カテーテル先端での血栓形成
> e. カテーテル先端での先当り
>
> 1. a、b、c   2. a、b、e   3. a、d、e   4. b、c、d   5. c、d、e

◆キーワード

血圧トランスデューサ　カテーテル　ゼロ点調整　気泡　血栓

◆解説

　観血式血圧計による計測は、カテーテル先端での血圧をカテーテルを通して導いて計測するので、先端部のつまりや気泡の混入、モニタリングラインの状態によって血圧波形がひずむ原因となる。

a. ゼロ点調整不良：圧力トランスデューサの０点が変動することによりドリフトが生じる。
b. 血圧トランスデューサの高さ不良：トランスデューサの位置が右心房の高さ（胸厚の 1/2）からずれると、その差の水柱圧だけ誤差となり、血圧波形が上または下へとシフトする。
c. カテーテル内での気泡混入：血圧測定ライン中に気泡が混入すると、トランスデューサに圧力の細かな変化が伝わらず、血圧波形がなまる（振幅が小さくなる）。
d. カテーテル先端での血栓形成：カテーテル先端に血栓が生じてつまるとカテーテル内への圧伝搬がなくなり血圧波形がなまる。
e. カテーテル先端での先当り：カテーテル先端が血管壁に当たり、先端孔が塞がってしまうと、血圧波形がなまる。

[正解　5]

＜文献＞
石原　謙　編：臨床工学講座　生体計測装置学．医歯薬出版．2013．P109

◆過去5年間に出題された関連問題
　［23回−午前−問題30］　　［25回−午後−問題28］

> [28回-午前-問題29] 心拍出量計測法で**ない**のはどれか。(生体計測装置学)
> 1. 熱希釈法
> 2. 色素希釈法
> 3. 脈波伝搬速度法
> 4. 超音波断層法
> 5. 血圧波形解析法

◆キーワード

心拍出量　熱希釈法　色素希釈法　超音波断層法　血圧波形解析法

◆解　説

　心拍出量（cardiac output : CO）は、心臓のポンプ機能の指標で1分間に心臓から駆出される血液量のことである。その測定原理は、特定の物質が心臓で摂取或いは生成されるとき流入動脈と流出静脈中の物質の濃度差と血流量との積が物質の摂取量あるいは生成量になるというFick法に基づいている。

1. 熱希釈法
　肺動脈カテーテル（スワン・ガンツカテーテル、サーモダイリューションカテーテル）の先端付近にサーミスタによる温度センサ、先端から30cmの位置に冷水注入用の孔があり、カテーテル先端を肺動脈まで進めると注入孔は右心房内に位置し、この注入孔から一定量の冷水（0℃）を注入し、肺動脈内での温度変化(熱希釈曲線)を測ることにより心拍出量を求める。

2. 色素希釈法
　血管内を流れる血液に色素（インドシアニングリーン）を腕の末梢静脈から1回急速注入し、血流によって希釈される変化過程を心臓、肺血管をはさんだ末梢動脈で連続的に観察することにより心拍出量を求める。

3. 脈波伝搬速度法
　脈波伝搬速度は、心臓の拍動により大血管に生ずる脈波が中枢側から末梢に伝播する速度であり、動脈硬化度を反映する。

4. 超音波断層法
　経食道心エコー法により心拍出量だけでなく左室駆出率、左室内径短縮率などの詳細な心機能を計測する。

5. 血圧波形解析法
　圧波形分析式心拍出量測定（PCCO : Pulse Contour Cardiac Output）法により観血式血圧計の波形から一回心拍出量を算出される。

[正解　3]

＜文　献＞
　石原　謙　編：臨床工学講座　生体計測装置学. 医歯薬出版. 2013. P131～P142

◆過去5年間に出題された関連問題
　[23回-午後-問題28]　[24回-午前-問題29]

[２８回－午前－問題３０] 赤外線を利用した呼吸関連計測装置はどれか。(生体計測装置学)

a. スパイロメータ
b. ニューモタコメータ
c. インピーダンスプレスチモグラフ
d. パルスオキシメータ
e. カプノメータ

1. a、b　2. a、e　3. b、c　4. c、d　5. d、e

◆キーワード

赤外線　パルスオキシメータ　カプノメータ　赤外線放射　分光特性

◆解　説

　赤外線を利用した計測機器は、絶対０度以上の物体から自然に放射される赤外線エネルギーは物体温度と相関関係がある赤外線放射を利用した計測装置と物質によって分光特性（透過、吸収、反射）に特徴がある赤外線の性質を利用した計測装置がある。呼吸関連計測装置は赤外線の性質を利用した計測装置である。

a．スパイロメータ
　気流量の変化を物理的に直接計測するベネディクト－ロス型と気流量をポテンショメータで電気信号に変換して計測し、さらに微分して気流速度を求め、流量・流速曲線を描かせる型がある。

b．ニューモタコメータ
　多数の金属細管（フライッシュ型）や金属メッシュ（リリー型）を空気が通過する時の細管前後の圧力差（差圧）から気流速を計算する。

c．インピーダンスプレスチモグラフ
　皮膚に張った電極から微弱な高周波電流（周波数 20～100kHz・数 mA 電流）を体内に流し、体表にセットした電極から電流を検出して生体のインピーダンスの変化を測定し、呼吸、心拍出量などを計測する。

d．パルスオキシメータ
　オキシヘモグロビンは赤外光付近の光（波長 940nm）を吸収し、デオキシヘモグロビンは赤色光付近の光（波長 660nm）を吸収するので、これら波長の光を当て吸光度を計測し、Lambert-Beer の法則から各ヘモグロビンの相対濃度を計算し、酸素飽和度を算出する。

e．カプノメータ
　二酸化炭素は 4.26 μm の波長の赤外線を最もよく吸収する性質を利用し、呼気にこの波長の赤外線を当て、呼気中の二酸化炭素を計測する装置で、測定されるパラメータは呼気終末二酸化炭素濃度（$EtCO_2$）である。

[正解　５]

＜文　献＞

石原　謙　編：臨床工学講座　生体計測装置学. 医歯薬出版. 2013. P142～P167

◆過去５年間に出題された関連問題

[２３回－午前－問題２９]　[２４回－午前－問題３０]　[２４回－午後－問題２９]
[２５回－午前－問題３０]　[２７回－午後－問題２９]

[28回-午前-問題31] 体温計測に用いるのはどれか。（生体計測装置学）
　a．ホール効果
　b．マイスナー効果
　c．ジョセフソン素子
　d．サーモパイル
　e．サーミスタ

　1．a、b　　2．a、e　　3．b、c　　4．c、d　　5．d、e

◆キーワード
サーモパイル　サーミスタ

◆解　説
　体温計測には、口腔温（直腸温より0.2～0.3℃低い）、腋窩温（平均36.5℃）で測定される体表面温と放熱がなく体温に近い直腸温（平均37.5℃）、鼓膜温（平均37.0℃）等の核心温がある。体温検出に欠かせない接触式温度センサには、サーミスタ、白金抵抗体、熱電対などがあり、熱の放射を利用した非接触式温度センサにはサーモグラフ、サーモパイルがある。

a．ホール効果：物質中に流れる電流に垂直方向に磁界を加えると電流と磁界に垂直な方向に電界が生じる現象
b．マイスナー効果：伝導体に磁場を加えたとき，磁場がある一定の強さをこえない限り，超伝導体内部に磁束が侵入しない現象
c．ジョセフソン素子：ジョセフソン効果と呼ばれる電流現象を利用した素子
d．サーモパイル：熱電対の原理を応用した赤外線センサ。鼓膜温を計測する耳用赤外線体温計に用いられている。
e．サーミスタ：温度変化により電気抵抗が変化する半導体素子。体温を測定する電子体温計に用いられている。

[正解　5]

＜文　献＞
　石原　謙　編：臨床工学講座　生体計測装置学．医歯薬出版．2013．P174～P192

◆過去5年間に出題された関連問題
　　［23回-午後-問題30］　　［25回-午前-問題31］　　［27回-午後-問題30］

[２８回－午前－問題３２] 超音波画像計測について正しいのはどれか。（生体計測装置学）
1. 生体軟部組織での音速は約 10km/s である。
2. 軟組織よりも硬組織の方が音速は速い。
3. 動きのある臓器の撮影には不適である。
4. 約 25kHz の音波を使用する。
5. ドプラ法で臓器の形状が得られる。

◆キーワード

音響インピーダンス　パルス法　ドプラ法

◆解　説
　超音波の伝搬速度は媒質により変化し大気中では約 340m/s で伝搬し、水中や生体軟部組織内では約 1500m/s で伝搬する。一般的に超音波の伝搬速度は「気体＜液体＜固体」の順で伝搬効率が高くなり、生体物質の伝播速度は骨＞筋肉＞血液＞水＞脂肪＞空気の順で伝搬効率が高くなる。超音波画像計測で用いる周波数域はおよそ 2MHz～20MHz 程度である。一般に周波数が高いほど距離分解能が高いが、減衰は逆に大きい。
　超音波検査法にはパルス法、ドプラ法があり、超音波が音響インピーダンスの異なる媒体間で反射するという特性を利用している。
　画像表示モードにはＡモード・Ｂモード・Ｍモードがある。
　Ａモードは反射エコーの振幅を表示する。
　ＢモードはＡモードにおける振幅を輝度に変換し、さまざまな走査方法により超音波ビームを複数送受信することによって２次元画像を構築し、これにより生体の形態や性状の認識が可能となる。
　Ｍモードは縦軸に反射強度を輝度に変換したものを横軸は時系列で表示し、心臓の弁や心筋など、動きのある部位を観察する場合に用いられる。
　ドプラ法には連続ドプラ法、パルスドプラ法、カラードプラ法などがあり、非侵襲的に血行動態や血流速度を検査することができる。

1. 生体軟部組織での音速は約 1500m/s である。
2. 軟組織よりも硬組織の方が音速は速い。
3. 動きのある臓器の撮影にはＭモードエコー法を用いる。
4. 2MHz～20MHz の音波を使用する。
5. Ｂモードエコー法で臓器の形状が得られる。

[正解　2]

＜文　献＞
　石原　謙　編：臨床工学講座　生体計測装置学．医歯薬出版．2013．P199～P205

◆過去５年間に出題された関連問題
　　［２４回－午後－問題３０］　　［２５回－午後－問題３０］　　［２６回－午後－問題３１］
　　［２７回－午前－問題３１］

[２８回－午前－問題３３] 単純エックス線撮影について正しいのはどれか。（生体計測装置学）
1．臓器から反射したエックス線を撮影する。
2．造影剤はエックス線に対する透過性が高い。
3．動きがある臓器には使用しない。
4．高密度の器官はエックス線を吸収して陰影を作る。
5．体動の影響は少ない。

◆キーワード

透過エックス線　造影剤　組織密度

◆解　説

　単純エックス線撮影では、エックス線照射装置とフィルムの間に体を置き、透過エックス線を画像化する。エックス線は感光板を黒く変色させるため、体がエックス線を通過させた部分では黒く写り、体がエックス線を阻止した場合には、その部分が白く写る。エックス線の透過度が高い組織としては皮膚や空気（肺）、筋肉、軟骨などがある。逆にエックス線の透過度が低いものとしては骨や、組織をより明瞭に描き出すために入れる造影剤がある。エックス線は組織の密度に応じて、それぞれの組織が異なる量のエックス線を遮断し、貫通したエックス線はフィルムまたは放射線検出器（イメージングプレート：IP）上に記録され、組織密度の違いを表す画像を描出します。組織密度が高ければエックス線はそれだけ遮断され、画像は白くなる。

　胸部単純撮影での撮影条件は、管電圧120～140kV、0.05s以下の短時間、遠距離撮影（180cm以上）であり、短時間撮影（0.05s以下）の目的は心拍動による影響を少なくする。

1．臓器を透過したエックス線を撮影する。
2．造影剤はエックス線に対する透過性が低い。
3．動きがある臓器には短時間撮影を行う。
4．高密度の器官はエックス線を吸収して陰影を作る。
5．体動の影響により画像が不鮮明となる。

[正解　4]

＜文　献＞

　石原　謙　編：臨床工学講座　生体計測装置学．医歯薬出版．2013．P221～P242

◆過去５年間に出題された関連問題

　［２５回－午前－問題３２］　　［２５回－午後－問題３２］　　［２６回－午前－問題３２］
　［２６回－午後－問題３２］

[28回−午前−問題34] 治療機器のエネルギー作用について正しいのはどれか。(医用治療機器学)
 a. エネルギー密度に対する主作用はエネルギーの種類によらない。
 b. 主作用は治療余裕度を超えるエネルギー密度で現れる。
 c. 治療閾値を超えるエネルギー密度で治療効果が現れる。
 d. 副作用はエネルギー密度が大きくなると増大する。
 e. 不可逆的な障害は0.1mW/cm²を超えるエネルギー密度で現れる。

 1. a、b   2. a、e   3. b、c   4. c、d   5. d、e

◆キーワード

エネルギー密度　治療余裕度　治療閾値

◆解 説
　ME機器に使用される物理エネルギーは、電気エネルギー、電磁界エネルギー、磁気エネルギーなどが用いられる。物理エネルギーの生体組織への作用は、物理的障害として外傷、骨折、熱傷、機能的障害として神経細胞や筋細胞の異常興奮、特に心臓に対する電撃が挙げられる。生物学的障害はX線による発癌や奇形の発生が挙げられる。生体組織は受けるエネルギーが小さい程問題が少ないが、エネルギーの強さがあるレベル以上になると不可逆的な変化が生じる（図）。

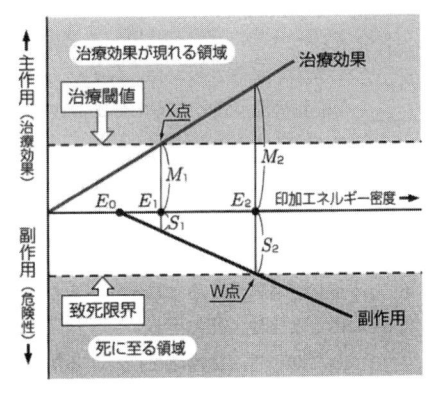

図　治療における主作用と副作用

a. エネルギー密度を増大させていくにしたがって、主作用として治療効果が増大していく（図）。これは上記のような様々な印加エネルギー（治療）の種類によって異なる。
b. 主作用は、治療閾値を越えるエネルギー密度で現れる。治療余裕度は治療法を検討する場合に用いられ、生体の致死限界に達するエネルギー密度 E_2 と治療効果が現れるエネルギー密度 E_1 の差がより大きな方法を選択する（図）。
c. 治療閾値を超えるエネルギー密度で治療効果が現れ、反対に致死限界を超えると死に至る（図）。
d. 主作用と副作用は、共にエネルギー密度が大きくなると増大する。理想的な治療は、エネルギー密度の増大に伴い少ないエネルギーで主作用が現れる治療である（図）。
e. 不可逆的な障害は100mW/cm²以上で、エネルギーを取り除いても障害が残る（図）。

[正解　4]

<文　献>
篠原一彦ほか　編：臨床工学講座　医用治療機器学．医歯薬出版．2008．P1〜P3
小野哲章ほか　編：臨床工学技士標準テキスト．金原出版．2002．P379〜P380
日本生体医工学会ME技術教育委員会　監：MEの基礎知識と安全管理第6版．南江堂．2014．P43

◆過去5年間に出題された関連問題
　[24回−午前−問題33]　[25回−午前−問題33]　[27回−午前−問題33]

[28回-午前-問題35] 心臓ペースメーカについて正しいのはどれか。（医用治療機器学）
a. 植込み型にはヨウ素リチウム電池は使用されない。
b. 出力パルス幅は約100msである。
c. 電極装着後、刺激閾値は経時的に低下する。
d. NBG（ICHD）コードの第一文字は刺激部位を表す。
e. 体外式ペースメーカの出力点検時には500Ωの負荷抵抗を接続する。

1. a、b　2. a、e　3. b、c　4. c、d　5. d、e

◆キーワード

心臓ペースメーカ　植込み型　体外式

◆解説

心臓の刺激伝導系に障害が発生すると、刺激の数が少なくなったり、正常に伝達できなくなったりする。例えば、洞不全症候群や3度房室ブロックは、心臓ペースメーカの適応となる。心臓ペースメーカは植込み型ペースメーカと体外式ペースメーカがあり、それぞれ使用目的に応じて継続的使用と一時的使用に分かれる。

a. 植込み型ペースメーカにはヨウ素リチウム電池を、体外式ペースメーカには9V乾電池（006P型）を使用する。
b. パルス幅の延長および短縮は共にペースメーカの消費エネルギーが高くなる要因となる。最も効率よくペーシングできるパルス幅は0.5ms程度である。
c. 極装着後1〜2週間は、刺激閾値は徐々に上昇し、その後徐々に低下し定常状態に達する。
d. ペーシングモードはNBG（ICHD）により規定されており、コードの第一文字は刺激部位、第二文字は検出部位、第三文字は刺激の制御方法を表す。
e. 一時的ペーシングでは、心筋組織も含めたリードインピーダンスが200〜1000Ωであることが明らかになっており、500Ωが一般的な値である。よって、体外式ペースメーカの出力点検時には500Ωの負荷抵抗を接続した状態で測定する。

［正解　5］

<文献>
小野哲章ほか　編：臨床工学技士標準テキスト．金原出版．2002．P391〜P394
篠原一彦ほか　編：臨床工学講座　医用治療機器学．医歯薬出版．2014．P5〜P24

◆過去5年間に出題された関連問題
［23回-午後-問題33］　［24回-午後-問題34］　［25回-午後-問題34］
［26回-午後-問題33］　［27回-午後-問題34］

[28回−午前−問題36] 輸液ポンプについて正しいのはどれか。(医用治療機器学)
1．シリンジポンプには閉塞アラームがない。
2．シリンジポンプには気泡アラームがある。
3．滴数制御方式は薬液の表面張力の影響を受ける。
4．低流量の場合にはフィンガ式が良い。
5．滴下センサには紫外線を用いる。

◆キーワード

シリンジポンプ　滴数制御方式　フィンガ式

◆解説

　輸液ポンプの種類は、ペリスタルティック方式（ローラ型、フィンガ型）、ピストンシリンダ方式（ボルメトリック型、シリンジ型）、輸液コントローラ、バルーン式インフューザ、バネ式インフューザに分類される。種類と用途が異なるため、各ポンプの違いに対する用途を理解することが重要である。

1. シリンジポンプには薬液が投与できない場合を防止するために、ある一定の力が押し子に加わって押せなくなると閉塞アラームが鳴る。
2. シリンジポンプには気泡アラームがないため、シリンジ内の気泡を完全に除去してからポンプに装着する必要がある。
3. 滴数制御方式は、薬液を1滴ずつカウントすることで流量を制御しているが、滴数の大きさまでは制御できない。よって、薬液の表面張力が高いほど1滴の量は減少する。
4. 低流量に適しているのは、最も精度の高いシリンジポンプである。
5. 滴下センサは、輸液の滴下数を制御するためのセンサで、発光ダイオードと受光部からなる。発光ダイオードから発した赤外光を用いるため、紫外線は使用しない。

[正解　3]

<文献>

小野哲章ほか　編：臨床工学技士標準テキスト第2版．金原出版．2012．P401〜P403
篠原一彦ほか　編：臨床工学講座　医用治療機器学．医歯薬出版．2014．P188〜P202

◆過去5年間に出題された関連問題

　[23回−午後−問題36]　[25回−午後−問題35]　[27回−午後−問題35]

[２８回－午前－問題３７] 冠動脈のインターベンション（PCI）について正しいのはどれか。

(医用治療機器学)

a. エックス線装置は不要である。
b. 鎖骨下静脈を穿刺する。
c. 100気圧でバルーンを拡張する。
d. 再狭窄防止にステントを挿入する。
e. ロータブレータ使用で一時的な冠動脈血流減少が生じる。

1. a、b　2. a、e　3. b、c　4. c、d　5. d、e

◆キーワード

インターベンション　バルーン　ステント

◆解　説

　PCI治療の前には必ず冠動脈造影（CAG）を行い、疾患部位や程度を評価する。もちろん治療中もCAGを行い、治療状況を確認する。CAGは冠動脈に挿入された専用のカテーテルの先端から造影剤と生理食塩液を混合したものを注入し、冠動脈のX線映像を観察することで血管の閉塞や狭窄の程度を評価する。

a. X線透視や血管造影検査の手技を応用し、冠動脈などの病変を治療する。
b. カテーテルを大腿動脈や上腕動脈から冠動脈の狭窄部位まで挿入し、拡張する。
c. 狭窄部を拡張する圧力は、10気圧前後で30～60秒保持する。
d. 狭窄部位は、単にバルーンで拡張しただけでは再狭窄する可能性があるため、ステントを留置する。
e. ロータブレータは石灰化病変部に対して、石灰化部分を粉砕するデバイスである。狭窄部位にカテーテルを位置させた際に冠動脈の血流の減少をきたすことがある。

［正解　5］

＜文　献＞

小野哲章ほか　編：臨床工学技士標準テキスト第2版．金原出版．2012．P398～P400
篠原一彦ほか　編：臨床工学講座　医用治療機器学．医歯薬出版．2014．P203～P210

◆過去5年間に出題された関連問題

　［２６回－午前－問題３５］　［２７回－午前－問題３７］

[28回-午前-問題38] 正しい組合せはどれか。(医用治療機器学)
a. Ar レーザ ──────── 網膜凝固
b. Nd:YAG レーザ ─────── 光線力学療法
c. CO_2 レーザ ──────── 疼痛治療
d. Dye レーザ ──────── 凝固止血
e. ArF エキシマレーザ ─── 角膜切除

1. a、b   2. a、e   3. b、c   4. c、d   5. d、e

◆キーワード

Ar レーザ　Nd:YAG レーザ　CO_2 レーザ　Dye レーザ　ArF エキシマレーザ

◆解　説

　レーザ光の生体に対する作用には、熱作用、圧力作用、光化学作用、電磁界作用が挙げられるが、最も多く利用されているのは熱作用である。生体組織に光を吸収させて熱エネルギーに変換し、蒸散、止血・凝固を行う。レーザの到達距離は各レーザの波長や組織の色調に影響する。

a. Ar レーザは可視光のため、角膜や水晶体にほとんど吸収されることなく網膜に到達する。よって網膜凝固用として、糖尿病網膜症、網膜中心静脈分枝閉塞症などの眼底疾患の治療に用いられる。
b. Nd:YAG レーザは光が組織内部まで到達し、散乱光が大きいため凝固・止血能に優れている。
c. CO_2 レーザは水によく吸収されるため、組織の表面温度が上昇しやすく強い切開作用がある。
d. Dye レーザは正常細胞の障害を最小限におさえ、癌細胞を死滅させる作用を有する。
e. ArF エキシマレーザは角膜切除術や角膜形成術に用いられ、レーザ照射1パルスあたり0.2μm程度の蒸散により視力矯正が可能となる。

[正解　2]

<文　献>

小野哲章ほか　編：臨床工学技士標準テキスト第2版. 金原出版. 2012. P404～P408
篠原一彦ほか　編：臨床工学講座　医用治療機器学. 医歯薬出版. 2014. P99～P125

◆過去5年間に出題された関連問題

　　[23回-午前-問題37]　　[23回-午後-問題35]　　[24回-午前-問題37]
　　[25回-午前-問題36]　　[25回-午後-問題36]　　[26回-午後-問題36]
　　[27回-午前-問題38]

[２８回－午前－問題３９] 内視鏡外科手術で正しいのはどれか。(医用治療機器学)
1. 気腹に空気を使用する。
2. 気腹圧は100mmHg程度に設定する。
3. 腹腔鏡手術では硬性鏡を使用する。
4. 電気メスは使用できない。
5. 自然気胸は適応外である。

◆キーワード

内視鏡外科手術　気腹圧　硬性鏡

◆解説

　内視鏡を使用した鏡視下手術の特徴は、体に1cm程度の小さな穴を数か所開けて手術を行うものである。メリットは手術を受ける側の侵襲が低く抑えられ、早期離床、早期退院が期待できる。術者の視野が限られるため熟練した技術が必要である。

1. 気腹に用いるガスは、可燃性が無いことや血液の溶解性が高いことで塞栓の危険性が少ないことから二酸化炭素を用いる。
2. 気腹に過剰な圧を加えると静脈環流が減少するため、8～12mmHg程度にする。
3. 腹腔鏡手術では、トロッカーと呼ばれる体外と体内を結ぶ通路に硬性鏡を通過させて手術を行う。
4. 電気メスは開腹手術と同様に使用できる。体内の鉗子の先と体外の金属部分を介して電気を流す。
5. 適応は、胆嚢摘出、気胸、早期肺癌治療、前立腺肥大症、結石症などが挙げられる。

[正解　3]

<文献>

小野哲章ほか　編：臨床工学技士標準テキスト第2版．金原出版．2012．P416～P417
篠原一彦ほか　編：臨床工学講座　医用治療機器学．医歯薬出版．2014．P136～P141

◆過去5年間に出題された関連問題

[２３回－午前－問題３８]　[２４回－午後－問題３６]　[２６回－午前－問題３７]

[28回-午前-問題40] 事故とその原因との組合せで**考えにくい**のはどれか。（医用機器安全管理学）
a. 火　災――電源導線の絶縁被覆の劣化
b. 感　染――手術室内の空調の故障
c. 感　電――医用電気機器内への薬液の浸入
d. 停　電――医用3Pプラグの保護接地刃の折損
e. 被　曝――MRI装置の超電導磁石の故障

1. a、b　2. a、e　3. b、c　4. c、d　5. d、e

◆キーワード

HEPAフィルタ　接触電流　磁気共鳴画像（MRI）装置

◆解　説
a. 電源導線は、電気が漏れないように絶縁被覆されているが劣化により、絶縁状態が維持できなくなると、導線が発熱し燃焼する可能性がある。
b. 手術室の空調は、感染防止を目的とした洗浄度の高い環境を維持するため塵やゴミを取り除く空調設備を設置している。HEPAフィルタは、定格風量で粒径が0.3μmの粒子に対して99.97％以上の粒子捕集率をもつ空気循環により、空気中の塵埃を制御する。
c. 薬液の医用電気機器内への浸入は、本来電気が流れない部分である配線や電気機器の外部に電気が流れる原因（接触電流）を作り、装着部以外で機器の操作者や患者が触れることができる部分（機器の外装）から保護接地線以外の経路を通って大地に流れるものである。機器の操作者や患者が電撃事故にあう可能性がある。
d. 医用3Pプラグの保護接地刃は、医用電気機器から漏れ電流が外部に流れて機器の操作者や患者が電撃（感電）を受けないための設置である。医用電気機器を動作させるための供給電源用ではない。保護接地刃は、プラグをコンセントに差すと自動的に保護接地（アース）が確保できる。接地刃の部分が電源供給の2極よりも長くなっているのは、プラグを差し込む際には電源供給よりも先に接地を確保し、プラグを抜く際には、電源供給がとぎれるまで接地を維持するためである。
e. 磁気共鳴画像（magnetic resonance imaging：MRI）装置は磁場と電磁波（ラジオ波：RF波）を組み合わせて、生体組織に含まれている水素原子（H）の分布を画像化した装置である。磁気共鳴画像装置に使用されるエネルギーの種類は電磁波で超短波に分類され、放射線を利用しないので被曝現象は起きない。

［正解　5］

＜文　献＞
篠原一彦ほか　編：臨床工学講座　医用機器安全管理学第2版．医歯薬出版．2015．P34～P68
篠原一彦ほか　編：臨床工学講座　医用治療機器学．医歯薬出版．2013．P4
日本手術医学会　監：手術医療の実践ガイドライン（改訂版）．手術医学．2013, 35, Suppl. P132～P137

◆過去5年間に出題された関連問題
［23回-午前-問題40］

[28回-午前-問題41] 機器の分類について正しいのはどれか。(医用機器安全管理学)
a. 患者装着部のF (floating) は患者への外部電圧の印加に対する防護手段である。
b. クラスⅠのME機器を内蔵バッテリーで駆動すると内部電源ME機器となる。
c. BF形装着部はミクロショック対策がされている。
d. クラスⅡのME機器の追加保護手段は基礎絶縁である。
e. 内部電源ME機器は保護接地が必要である。

1. a、b   2. a、e   3. b、c   4. c、d   5. d、e

◆キーワード

クラス別分類　装着部分類

◆解説
a. F (floating) フローティングとは、電源回路と直接電気的な接続をしないようにすることで、電源部からの漏れ電流が患者回路側に流れないようにトランス（変圧器）やフォトカプラなどの光伝送を用いた電気的な分離手段である。また、印加（いんか）とは、電源回路に電源や別の回路から電圧や信号を与える事である。
b. クラスⅠのME機器とは、外部電源から入力を得る機器のうち、追加保護手段として保護接地を加えて安全確保したものである。内蔵バッテリーで駆動すると内部電源ME機器となる。
c. BF形装着部はマクロショック対策がされている。BはBody（人体の体表面）、Fはfloating（浮いた）を意味する。電撃は2つに分類される。①. 人体の体表面の一部から電流が入り、別の部分から電流が流れ出る際に起こる電撃（感電）をマクロショックという。②. 心臓に直接電流が流れることによって起こる電撃をミクロショックという。ミクロショックは、開胸手術や導電性の電極などを体内に挿入する医行為の際に起こりうる。
d. クラスⅡのME機器とは、外部電源から入力を得る機器で、基礎絶縁に追加保護手段として補強絶縁を加えることにより安全を確保した機器である。補強絶縁とは、基礎絶縁が破壊されて機能を果たさない際に危険を防止するために追加して設ける絶縁である。基礎絶縁と補強絶縁の2つで構成された絶縁を二重絶縁という。
e. 内部電源機器とは、内部電源（電池やバッテリー）で動作する機器である。内部電源はフローティングされているため、基礎絶縁だけでも安全が確保される。

[正解　1]

<文　献>
篠原一彦ほか　編：臨床工学講座　医用機器安全管理学第2版. 医歯薬出版. 2015. P38～P42

◆過去5年間に出題された関連問題
[23回-午後-問題38]　[24回-午前-問題39]　[26回-午前-問題41]
[27回-午後-問題39]

[２８回－午前－問題４２] JIS T 1022でカテゴリーBの透析室に設けなければならない電気設備はどれか。
(医用機器安全管理学)

a. 一般または特別非常電源
b. 瞬時特別非常電源
c. 等電位接地
d. 非接地配線方式
e. 保護接地

1. a、b、c   2. a、b、e   3. a、d、e   4. b、c、d   5. c、d、e

◆キーワード

医用室　カテゴリー

◆解説

医用室は医療処置内容により医用接地方式、非接地配線方式および非常電源の適応が規定されている。

カテゴリーB区分では、電極などを体内に挿入または接触し使用するが、心臓には適用しない体内処理、外科処置などを行う医用室に必要な設備で、GCU、SCU、RCU、MFICU、HCU、リカバリー室、救急処置室、人工透析室、内視鏡室などが対象である。

カテゴリー	医用接地方式		非接地配線方式	非常電源	
	保護接地	等電位接地		一般／特別	瞬時特別
A	○	○	○	○	○
B	○	＋	○	○	＋
C	○	＋	＋	○	＋
D	○	＋	＋	＋	＋

○：設けなければならない　　＋：必要に応じてもうける

a. カテゴリーA、B、C区分に設けなければならない。一般非常電源は停電から復旧までの時間は40秒以内、特別非常電源は停電から復旧までの時間は10秒以内と規定されている。
b. カテゴリーA区分に設けなければならない。瞬時特別非常電源は停電から復旧までの時間は0.5秒以内と規定されている。
c. カテゴリーA区分に設けなければならない。
d. カテゴリーA、B区分に設けなければならない。
e. カテゴリー区分A、B、C、Dの医用室で共通する設備は保護接地（アース）である。

[正解　3]

<文献>
篠原一彦ほか　編：臨床工学講座　医用機器安全管理学第2版．医歯薬出版．2015．P57～P77

◆過去5年間に出題された関連問題
　[２３回－午前－問題４１]　[２４回－午前－問題４１]　[２４回－午後－問題３８]
　[２５回－午前－問題４０]　[２６回－午前－問題４０]

[28回-午前-問題43] 単一故障状態（保護接地線断線）での接触電流（外装漏れ電流）を測定するとき、測定用器具（MD）を入れる間（位置）として正しいのはどれか。（医用機器安全管理学）

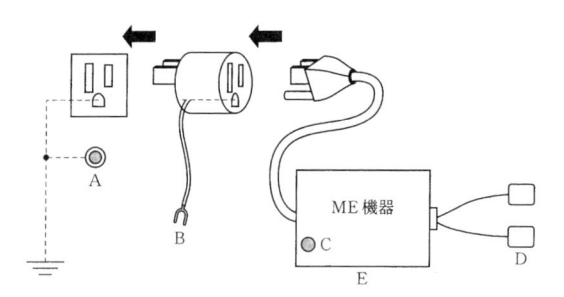

A：壁面接地端子
B：3P—2P変換アダプタの接地線
C：機器の保護接地端子
D：患者誘導コード
E：機器外装

1. A—B間
2. B—C間
3. C—D間
4. D—E間
5. E—A間

◆キーワード
単一故障状態（保護接地線断線）　接触電流（外装漏れ電流）　測定用器具（MD）

◆解　説

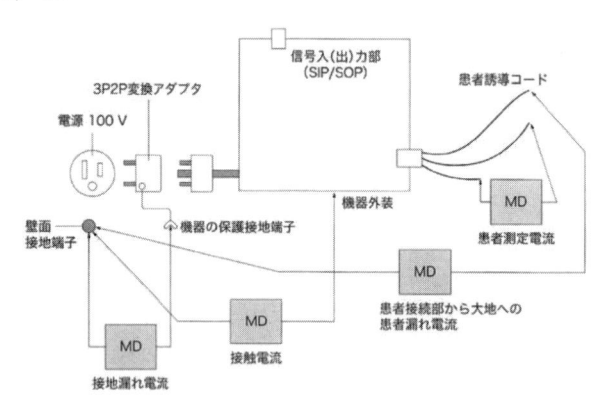

（MEの基礎知識と安全管理改訂第6版より引用）

1. 壁面接地端子と3P—2P変換アダプタの接地線との間に流れる電流は接地漏れ電流である。
2. 3P—2P変換アダプタの接地線と機器の保護接地端子との間に流れる電流は外装漏れ電流ではない。
3. 機器の保護接地端子と患者誘導コードとの間に流れる電流は外装漏れ電流ではない。
4. 患者誘導コードと機器外装との間に流れる電流を測定する規定はない。

［正解　5］

<文　献>
篠原一彦ほか　編：臨床工学講座　医用機器安全管理学第2版. 医歯薬出版. 2015. P43〜P45、P153〜P155

◆過去5年間に出題された関連問題
　［23回-午後-問題39］　［24回-午前-問題42］　［24回-午後-問題39］
　［27回-午前-問題42］　［27回-午後-問題41］

[28回-午前-問題44] JIS T 7101「医療ガス配管設備」において、ピン方式の壁取付式配管端末器をアダプタプラグ装着方向から見たとき、吸引を示すのはどれか。(医用機器安全管理学)

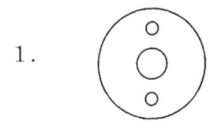

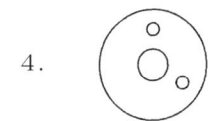

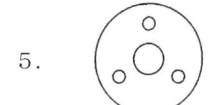

1.
2.
3.
4.
5.

◆キーワード

配管端末器（アウトレット）　ピン方式　フールプルーフ

◆解　説

　医療ガス供給源から配管を通して供給される医療ガスの取り出し口のことで、壁取付式、天井吊り下げ式、シーリングコラムなどがある。問題文中の「ピン方式の壁取付式配管端末器をアダプタプラグ装着方向から見たとき」とは、壁側に設置されている医療ガス取り出し口配管端末器の意味である。

　ピン方式で医療ガスは配管端末器（ソケット）の中央の口から供給されるが、その周りに2ないしは3の小さな孔があき、医療ガスの種類により孔の数と配置角度が定まっている。システム安全機構のフールプルーフ（fool proof）、「無知でも保障」危険な操作をシステム側で阻止する安全機構が導入されている。

　ピン方式の配管端末器を下図に示す。

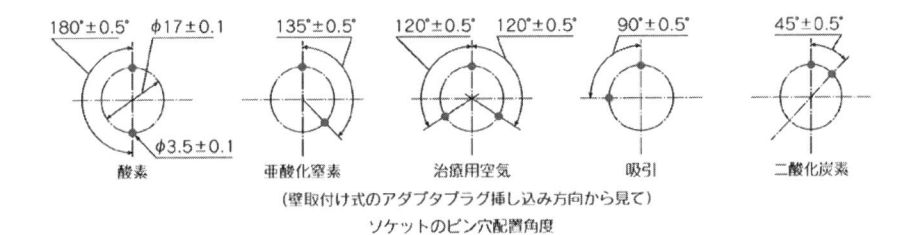

180°±0.5°　φ17±0.1　135°±0.5°　120°±0.5°　120°±0.5°　90°±0.5°　45°±0.5°
φ3.5±0.1
酸素　亜酸化窒素　治療用空気　吸引　二酸化炭素
（壁取付け式のアダプタプラグ挿し込み方向から見て）
ソケットのピン穴配置角度

[正解　2]

＜文　献＞

篠原一彦ほか　編：臨床工学講座　医用機器安全管理学第2版．医歯薬出版．2015．P92〜P97

◆過去5年間に出題された関連問題

［24回-午後-問題43］　［25回-午後-問題44］　［26回-午前-問題42］

[２８回-午前-問題４５] ある機器を信頼度 0.70 の A さんが点検した後に、ダブルチェックのため別の B さんが確認した。点検作業の総合的な信頼度が 0.97 であった。
B さんの信頼度はどれか。(医用機器安全管理学)
1. 0.49
2. 0.68
3. 0.72
4. 0.90
5. 0.99

◆キーワード

信頼度　直列系　並列系

◆解　説

　信頼度とはアイテム（システム、機器、部品など）が与えられた条件で規定の期間中に要求された機能を果たす確率と定義され R（reliability）で表される。

　直列に複数のアイテムを接続した場合には、アイテムが一つでも故障するとシステムとしての機能は損なわれる。直列系のシステムではアイテムの数が多くなるほど全体の信頼度は低下する。

　並列に複数のアイテムを接続した場合には、どれか一つのアイテムが健全であればシステムとしての機能は保たれる。並列系のシステムではアイテムの数が多くなるほど全体の信頼度は向上する。

　並列系の場合（点検者２人の点検項目が同じで、かつ互いに独立している場合）

$$並列信頼度 = (R_1 + R_2) - R_1 \cdot R_2 \quad または \quad 1 - (1 - R_1)(1 - R_2)$$

により求める。

　設問より、信頼度 0.70 の A さんとダブルチェックのため B さんの信頼度 X でシステム全体の信頼度 R は 0.97 であった。

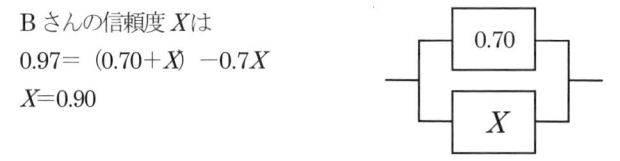

B さんの信頼度 X は
$0.97 = (0.70 + X) - 0.7X$
$X = 0.90$

[正解　4]

＜文　献＞

篠原一彦ほか　編：臨床工学講座　医用機器安全管理学第２版. 医歯薬出版. 2015. P120～P121

◆過去５年間に出題された関連問題

　　［２３回-午後-問題４４］　　［２４回-午前-問題４４］　　［２５回-午前-問題４３］
　　［２６回-午前-問題４３］　　［２７回-午後-問題４４］

[28回-午前-問題46] ISM（Industrial, Scientific and Medical）周波数帯のエネルギーを使用しているのはどれか。(医用機器安全管理学)
1. 超音波吸引装置
2. 除細動器
3. レーザ治療装置
4. マイクロ波手術器
5. 心電図テレメータ

◆キーワード

ISM（Industrial, Scientific and Medical）　マイクロ波

◆解　説

　国際電気通信連合（ITU：International Telecommunication Union）により、通信以外の目的で電波を利用する用途のために設定されている。産業・科学・医学用の機器に用いられている周波数なのでIndustrial, Scientific and Medicalの頭文字をとって「ISMバンド」とも呼ばれる。

　マイクロ波（極超短波）は、周波数1～30GHz、波長が1～30cmの電磁波である。医療分野では、2,450MHz（波長12cm）が用いられている。

1. 超音波吸引装置とは、超音波振動子に電圧を加えると、逆圧電効果により約20～35kHzで発振し、機械的な振動となりホーンに伝達され、さらに先端のチップが長軸方向に振動して組織を破砕する。
2. 除細動器は、2つの電極を介して心臓に大きな直流電流を流すことで、心室の興奮頻度が増加する心室性の頻脈性不整脈や、心房の興奮頻度が増加する心房性の頻脈性不整脈を停止させて、心臓を洞調律に戻す医療機器である。
3. レーザ治療装置は、レーザ光の特徴である、単色性、指向性、可干渉性、高出力・高輝度性などを利用し、生体組織に照射し、凝固・止血などを行うことを目的とした装置である。
4. 2,450MHzのマイクロ波を生体組織内に収束して照射し、組織内に発生する誘電熱により凝固、止血を行う装置である。
5. 小電力医用テレメータには420～450MHzの周波数が割り当てられ、離れた6つのバンドが約1MHzの周波数帯域で振り分けられている。

[正解　4]

<文　献>

　篠原一彦ほか　編：臨床工学講座　医用治療機器学. 医歯薬出版. 2013. P81～P151
　篠原一彦ほか　編：臨床工学講座　医用機器安全管理学第2版. 医歯薬出版. 2015. P113～P115

◆過去5年間に出題された関連問題

　　［23回-午前-問題40］　　［23回-午前-問題45］　　［27回-午後-問題45］

[28回-午前-問題47] x軸方向に電界が存在する平面上で、2点ab間の電界分布が図のようになっているとき、ab間の電位差 [V] はどれか。(医用電気電子工学)

1. -2
2. 0
3. 1
4. 2
5. 4

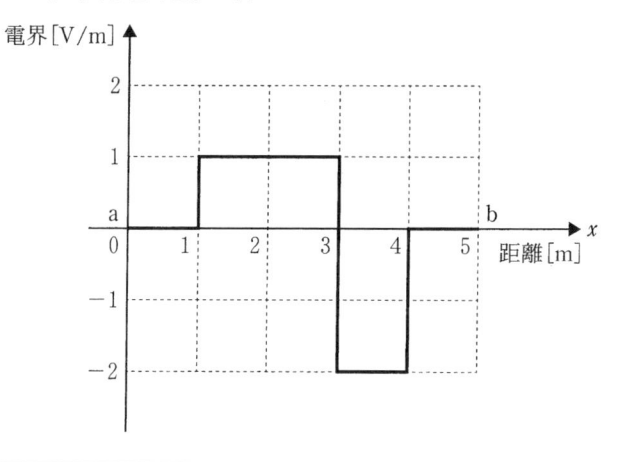

◆キーワード

電界　電位　電位差

◆解　説

　距離 d [m] だけ離れた2つの点の間の電位差 V [V] は、次式によって電界 E [V/m] と結び付けられる。

$$V = Ed$$

　本問では、位置 x が1mから3mまでの2mの区間には $+1$ V/m の電界が、3mから4mまでの1mの区間には -2 V/m の電界がそれぞれ分布しているとされている。上の関係式を用いることでab間の電位差は

$$V = (1\ [\text{V/m}] \times 2\ [\text{m}]) + (-2\ [\text{V/m}] \times 1\ [\text{m}])$$

と求められる。

[正解　2]

<文　献>

福長一義ほか　編：臨床工学講座　医用電気工学2 第2版．医歯薬出版．2015．P37～P49
小野哲章ほか　編：臨床工学技士標準テキスト第2版増補．金原出版．2014．P120～P121

◆過去5年間に出題された関連問題

　[23回-午後-問題46]

[28回-午前-問題48] 限に長いソレノイドに電流を流すとき正しいのはどれか。(医用電気電子工学)
a. 外部磁界と内部磁界の強さは等しい。
b. 外部磁界の方向はソレノイドの中心軸方向と平行である。
c. 内部磁界の方向はソレノイドの中心軸方向と直交する。
d. 内部磁界の強さは電流に比例する。
e. 内部磁界の強さは単位長さ当たりの巻数に比例する。

1. a、b　2. a、e　3. b、c　4. c、d　5. d、e

◆キーワード

電流と磁界　ソレノイド

◆解説

　ソレノイドは導線を円筒状に巻いた単巻コイルであり、導線に電流をながすと円筒の中心軸方向に磁界を発生する。通常、円筒の直径よりも中心軸方向の長さが十分に長い理想的なソレノイドが想定され、内部に発生する磁界の強さは一様とみなされる。

a. ソレノイドに発生する磁力線は円筒の内外を一周する閉曲線を描くが、円筒外の磁力線はソレノイドが無限に長いとき無限遠方を経由するため、磁力線の面積密度である磁界の強さはゼロとなる。
b. 上記解説の通りソレノイド外部には磁界が存在しない。
c. ソレノイド内部に発生する磁界はソレノイドの中心軸方向に平行となる。
d. ソレノイド内部に発生する磁界の強さは、単位長さあたりの巻き数に比例し、導線を通る電流の大きさに比例する。

[正解　5]

<文　献>
　福長一義ほか　編：臨床工学講座　医用電気工学2第2版. 医歯薬出版. 2015. P110～P112
　小野哲章ほか　編：臨床工学技士標準テキスト第2版増補. 金原出版. 2014. P129～P130

◆過去5年間に出題された関連問題
　[24回-午前-問題47]　[27回-午後-問題46]

[28回-午前-問題49] 図の回路でab間の電圧 [V] に最も近いのはどれか。（医用電気電子工学）

1. 1
2. 1.5
3. 2
4. 3
5. 4

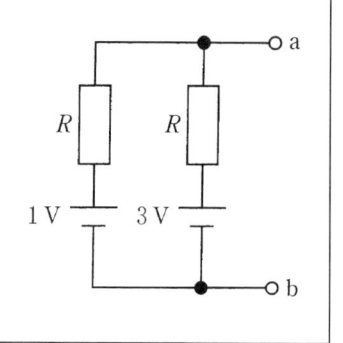

◆キーワード

直流回路　オームの法則　キルヒホッフの法則　電流保存則

◆解　説

　直流回路中を流れる電流や回路中の任意の点における電位は、オームの法則やキルヒホッフの法則によって求めることができる。

　図のように、与えられた回路における電池と抵抗間の節点をcおよびdと名付け、点bを起点とするループb→c→a→d→bを考える。問題設定から直ちにc-b間およびb-d間の起電力は

$$E_{cb} = 3$$
$$E_{bd} = -1$$

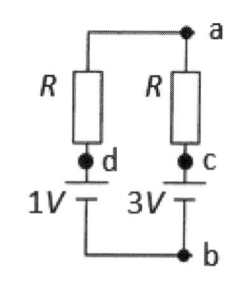

であることが分かる。

　ループに流れる電流をb→c→a→d→bの向きを正としてIとおくと、抵抗値が等しいc-a間およびa-d間における電圧降下は共に、オームの法則により

$$V_{ca} = V_{ad} = RI$$

である。キルヒホッフ第2法則によれば閉回路における起電力と電圧降下の総和は等しくならなくてはならない。これより

$$E_{cd} + E_{bd} = V_{ca} + V_{ad}$$
$$3 - 1 = 2 = 2RI$$

であり、$I = \dfrac{1}{R}$ が導かれる。よって、a-b間の電位差は

$$V_{ab} = E_{cb} - V_{ca} = 3 - RI = 2$$

である。

[正解　3]

＜文　献＞

戸畑裕志ほか　編：臨床工学講座　医用電気工学1 第2版. 医歯薬出版. 2015. P33～P39
小野哲章ほか　編：臨床工学技士標準テキスト第2版増補. 金原出版. 2014. P137～P139

◆**過去5年間に出題された関連問題**

　［26回-午前-問題47］

[28回-午前-問題50] 図の回路で R を調整して検流計 G の振れがゼロになったとき、ab 間の電圧 [V] はどれか。(医用電気電子工学)

1. 1
2. 2
3. 3
4. 6
5. 9

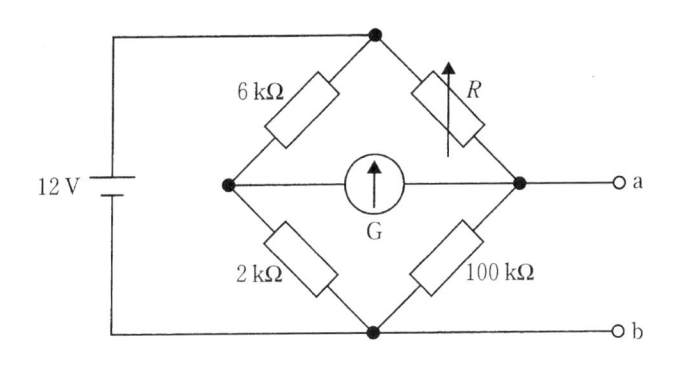

◆キーワード
直流回路　直列回路　オームの法則

◆解説
　検流計の振れがゼロであることから右図で示した AC 間の電流はゼロであり、経路 D−C−B の 2 つの抵抗は枝分かれのない 1 本の直列回路とみなすことができる。

　直列した 2 つの抵抗 R_1, R_2 に電流 I を流すとそれぞれの抵抗における電圧降下 V_1, V_2 の比はオームの法則 $V_n = R_n I$ より抵抗値の比、すなわち

$$V_1 : V_2 = R_1 : R_2$$

となるので、加えた電圧が V であるとき、

$$V_1 = \frac{R_1}{R_1 + R_2} V, \quad V_2 = \frac{R_2}{R_1 + R_2} V$$

である。点 A の電位は点 C の電位に等しいので、AB 間の電位差 V_{AB} は、与えられた数値を上式に代入することで

$$V_{AB} = V_{CB} = \frac{2\ k\Omega}{8\ k\Omega} \times 12\ \mathrm{V} = 3\ \mathrm{V}$$

と求められる。

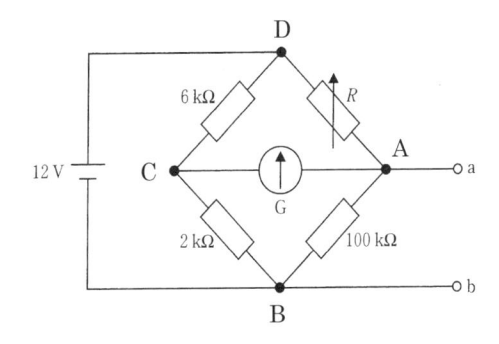

[正解　3]

<文　献>
　戸畑裕志ほか　編：臨床工学講座　医用電気工学 1 第 2 版．医歯薬出版．2015．P42〜P44

◆過去 5 年間に出題された関連問題
　[23回-午前-問題49]　　[27回-午前-問題48]

[28回-午前-問題51] 図の正弦波交流電圧波形について正しいのはどれか。（医用電気電子工学）

a. 周波数は50Hzである。
b. 角周波数は50πrad/sである。
c. 周期は10msである。
d. 電圧の平均値は110Vである。
e. 電圧の実効値は100Vである。

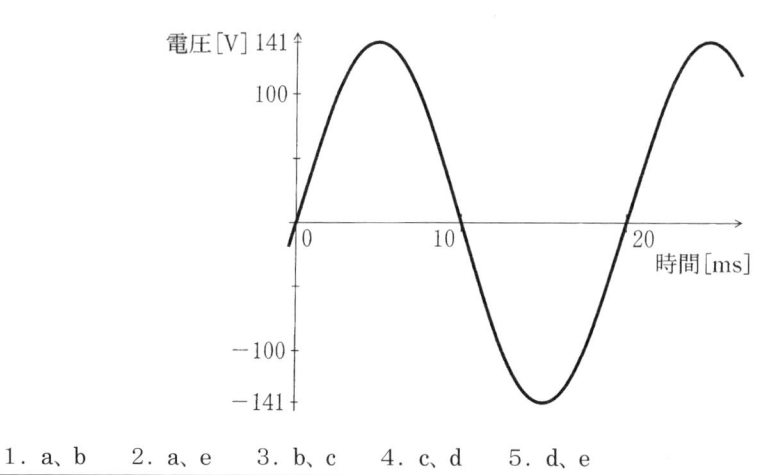

1. a、b   2. a、e   3. b、c   4. c、d   5. d、e

◆キーワード

交流回路　正弦波　電力　実効値

◆解　説

　周期的に極性が反転する波を交流とよぶ。交流電圧とよぶ場合、特に断らない限り正弦波の交流電圧を差し、電圧の時間依存性 $V(t)$ は、振幅 V_0、各周波数 ω、初期位相 θ によって

$$V(t) = V_0 \sin(\omega t + \theta)$$

と表わすことができる。交流電圧の値は刻々と変化するためその表記には複数の表現が存在し、波形を議論する場合には正弦波の最大振幅が、消費電力量を議論する場合には最大値を $\sqrt{2}$ で割った実効値が用いられる。商用電源の電圧とされている 100 V は実効値であり、電圧の最大値は 141 V であると記憶しておくとよい。

a. 図より、正弦波の周期 T は 20 ms であり、周波数 f は $f = \frac{1}{T} = \frac{1}{20\times10^{-3}}$ より 50 Hz。

b. 各周波数 ω は ω = 2πf より、100π [rad/s]

d. 正弦波交流の平均値は最大値に $\frac{2}{\pi}$ を掛けた値であり、最大値が 141 V の場合の平均値は 89.8 V である。

[正解　2]

<文　献>

戸畑裕志ほか　編：臨床工学講座　医用電気工学1 第2版．医歯薬出版．2015．P79～P88
小野哲章ほか　編：臨床工学技士標準テキスト第2版増補．金原出版．2014．P139～140、P146～P147

◆過去5年間に出題された関連問題

該当なし

[２８回−午前−問題５２] $a+jb$ の偏角が $\dfrac{\pi}{6}$ rad となる a、b の組合せはどれか。

ただし、j は虚数単位である。(医用電気電子工学)

1. $a=1$、$b=1$
2. $a=\sqrt{2}$、$b=1$
3. $a=\sqrt{3}$、$b=1$
4. $a=2$、$b=\sqrt{2}$
5. $a=2$、$b=\sqrt{3}$

◆キーワード

複素数

◆解 説

一般に、複素数は

$a+jb$

と表される。ここで $j(=\sqrt{-1})$ は虚数単位であり、a は実数部、b が虚数部に対応する。右図のように、複素数は複素平面上における１つのベクトルとして表すことが可能であり、その絶対値および偏角は a および b を用いて

$$|a+jb|=\sqrt{a^2+b^2},\quad \theta=\tan^{-1}\dfrac{b}{a}$$

と記述される。

本問では $\theta=\dfrac{\pi}{6}$ rad $(=30°)$ であることから、$\dfrac{b}{a}$ は

$$\dfrac{b}{a}=\tan\dfrac{\pi}{6}=\dfrac{1}{\sqrt{3}}$$

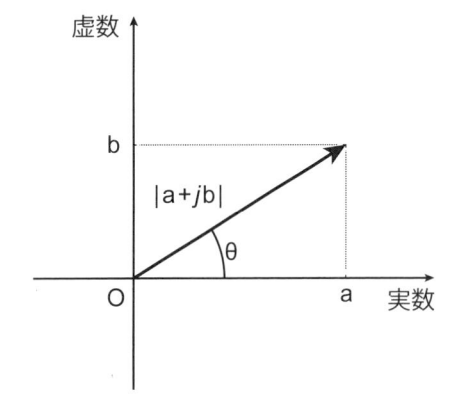

である。

[正解 3]

＜文 献＞
戸畑裕志ほか 編：臨床工学講座 医用電気工学１第２版. 医歯薬出版. 2015. P163〜P165
小野哲章ほか 編：臨床工学技士標準テキスト第２版増補. 金原出版. 2014. P140〜P141

◆過去5年間に出題された関連問題

[２４回−午後−問題６２]　[２７回−午後−問題５０]

[28回-午前-問題53] 正しいのはどれか。(医用電気電子工学)
 a. CMOS 回路は消費電力が少ない。
 b. LED は pn 接合の構造をもつ。
 c. FET ではゲート電圧でドレイン電流を制御する。
 d. 接合型 FET は金属—酸化膜—半導体の構造をもつ。
 e. バイポーラトランジスタは電圧制御素子である。

　1. a、b、c　2. a、b、e　3. a、d、e　4. b、c、d　5. c、d、e

◆キーワード

CMOS　LED　FET（ユニポーラトランジスタ）　バイポーラトランジスタ

◆解　説

　代表的な半導体素子の基本事項を問う問題である。これらの素子は動作原理や特性の違いを生かした種々のデジタル回路やアナログ回路に応用されている。

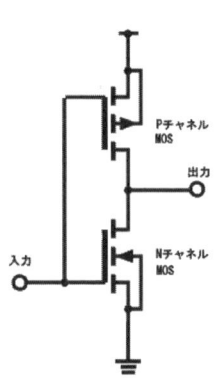

a. CMOS（Complementary MOS）は、PチャネルとNチャネルのMOS-FETが直列に接続された回路構成のことである（右図参照）。スイッチング動作をさせる場合、どちらかのFETが必ず遮断していて、回路に直流電流が流れず、消費電力は極めて低く抑えることができる。
b. LED（Light Emitting Diode）は発光ダイオードと呼ばれ、pn接合に対する順方向バイアスで使用し、電流に応じた光量が得られる発光素子である。
c. FET（Field Effect Transistor）は電界効果トランジスタと呼ばれ、正孔または自由電子いずれかのキャリアのみで電流が流れるため、ユニポーラトランジスタとも呼ぶ。構造上、接合型とMOS型に分類される。いずれも制御方式は電圧制御型であり、具体的にはゲート電圧でドレイン電流を制御する。
d. 金属—酸化膜—半導体の構造の略式表現がMOS（Metal-Oxide-Semiconductor）であり、文字通りMOS-FETのゲート端子の構造を示している。
e. バイポーラトランジスタは、ベース電流によりコレクタ電流を制御する電流制御素子である。

［正解　1］

＜文　献＞
　中島章夫ほか　編：臨床工学講座　医用電子工学第2版．医歯薬出版．2015．P51～P91
　小野哲章ほか　編：臨床工学技士標準テキスト第2版増補．金原出版．2014．P154～P165
　松尾正之ほか　編：改訂　医用電子工学．コロナ社．2005．P61～P62

◆過去5年間に出題された関連問題
　［24回-午前-問題52］　［25回-午前-問題51］　［26回-午前-問題50］
　［27回-午前-問題51］

[28回-午前-問題54] 一次電池はどれか。(医用電気電子工学)
a. リチウムイオン電池
b. 太陽電池
c. 酸化銀電池
d. マンガン電池
e. ニッケル水素電池

1. a、b　2. a、e　3. b、c　4. c、d　5. d、e

◆キーワード

一次電池　二次電池

◆解説

電池は、化学変化で電気エネルギーを発生する化学電池と、光や熱などの物理的なエネルギーを電気エネルギーに変換する物理電池に大別される。化学電池には、充電不可能な使い捨て電池である一次電池と充電可能な電池である二次電池がある。

a. リチウムイオン電池は二次電池である。
b. 太陽電池は光電池とも呼ばれ、光エネルギーを電気エネルギーに変換する代表的な物理電池である。
c. 酸化銀電池は一次電池である。
d. マンガン電池は一次電池である。
e. ニッケル水素電池は二次電池である。

[正解　4]

<文献>
戸畑裕志ほか　編：臨床工学講座　医用電気工学1第2版. 医歯薬出版. 2015. P51〜P53
小野哲章ほか　編：臨床工学技士標準テキスト第2版増補. 金原出版. 2014. P164〜P165

◆過去5年間に出題された関連問題

[23回-午前-問題56]　[24回-午前-問題53]

[28回-午前-問題55] 図の回路について正しいのはどれか。
ただし、Aは理想演算増幅器である。（医用電気電子工学）

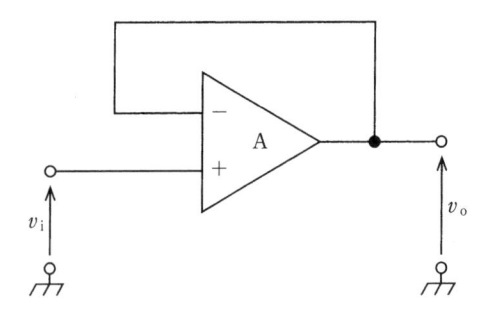

a. 入力インピーダンスは無限大である。
b. 電圧増幅度は0 dBである。
c. 入力電圧 v_i と出力電圧 v_o は逆位相である。
d. 正帰還が用いられている。
e. インピーダンス変換の働きをする。

1. a、b、c　　2. a、b、e　　3. a、d、e　　4. b、c、d　　5. c、d、e

◆キーワード

演算増幅器（オペアンプ）　　電圧フォロワ（ボルテージフォロワ）　　負帰還

◆解　説

理想演算増幅器は、入力インピーダンスと差動利得が無限大で、同相利得と出力インピーダンスはゼロである。問題の回路は、理想演算増幅器で構成した電圧フォロワ回路と呼ばれる回路である。

演算増幅器の入力インピーダンスを Z_i、出力インピーダンスを Z_o、電圧増幅率を A とすると、電圧フォロワの入力インピーダンス Z_{in}、出力インピーダンス Z_{out} は、$Z_{in} = (1+A)Z_i$、$Z_{out} = Z_o/(1+A)$ となる。高入力インピーダンス、低出力インピーダンスで、増幅度は1倍のため、電圧フォロワ回路はインピーダンス変換器またはバッファとして用いられる。

a. 入力端子が直接演算増幅器の入力部となるため、入力インピーダンスは無限大となる。
b. 入出力電圧が等しく電圧増幅度が1倍（10^0倍）となるため、dB値で0 dB（$=20\times\log_{10}10^0$）となる。
c. 非反転端子への入力のため、入出力位相は同相となる。
d. 出力を反転入力端子に直結する全負帰還型の回路構成である。
e. 電圧増幅度は1倍で、入力インピーダンス無限大、出力インピーダンス0のため、インピーダンス変換に用いることができる。

［正解　2］

＜文　献＞
　中島章夫ほか　編：臨床工学講座　医用電子工学第2版. 医歯薬出版. 2015. P110～P111
　小野哲章ほか　編：臨床工学技士標準テキスト第2版増補. 金原出版. 2014. P173～P176

◆過去5年間に出題された関連問題
　該当なし

[２８回-午前-問題５６] 図1の電圧v_iを図2の回路に入力したときの出力電圧v_oの波形はどれか。ただし、Aは理想演算増幅器とし、v_oの初期値は0V、$CR=1$sとする。(医用電気電子工学)

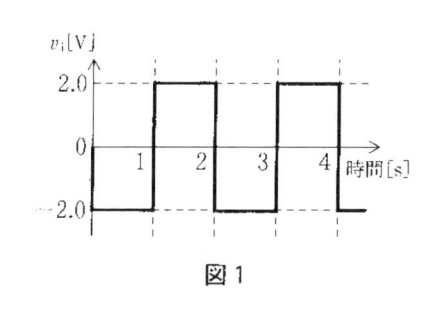

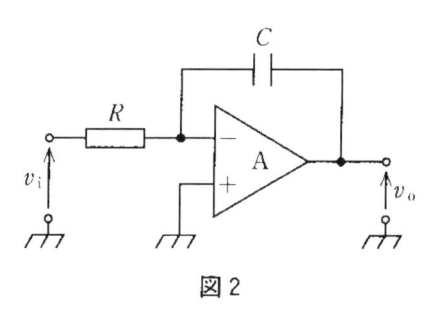

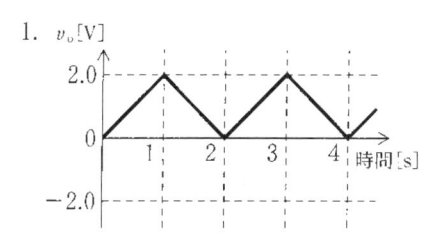

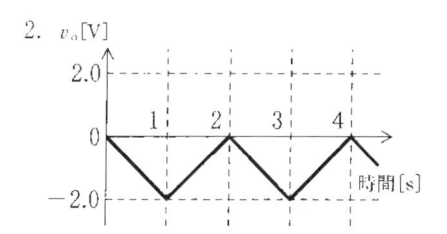

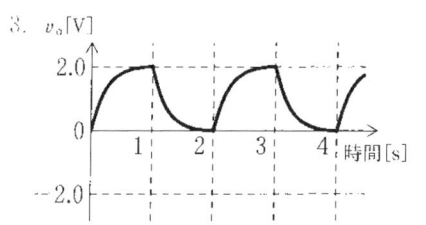

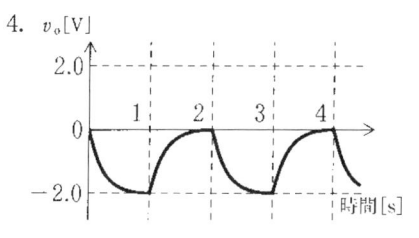

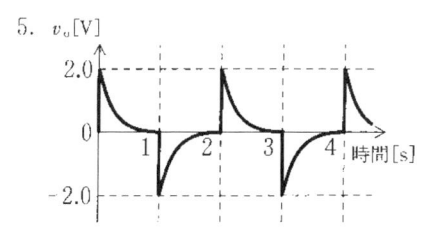

図1

図2

1. v_o[V]
2. v_o[V]
3. v_o[V]
4. v_o[V]
5. v_o[V]

◆キーワード

積分回路　演算増幅器（オペアンプ）　ミラー積分器

◆解　説

　演算増幅器による図2の積分回路は、ミラー積分回路と呼ばれる。入力v_iと出力v_oの関係式は、理想演算増幅器の場合は、

$$v_o = -\frac{1}{CR}\int v_i\, dt$$

である。ここで、v_iが一定電圧ならば、

$v_o = -\dfrac{v_i}{CR}t$　として扱える。

さらに、$CR=1$sから、$v_o = -v_i \times t$

57

この式から、v_iが負の一定電圧の場合、出力v_oは時間に比例して増加し、v_iが正の一定電圧の場合、v_oは時間に比例して減少する。

（ⅰ）入力信号が0〜1sの間、$v_i = -2$Vの一定電圧のため、
$v_o = -(-2) \times t = 2t$
この期間は、0s時点で$v_o = 0$Vからスタートして比例的に増加し、1s時点で$v_o = 2$Vに達する。

（ⅱ）入力信号が1〜2sの間、$v_i = 2$Vの一定電圧のため、
$v_o = -(2) \times t = -2t$
この期間は、時刻1s時点ではすでに$v_o = 2$Vに達しているため、そこからスタートして比例的に減少し、時刻2s時点（時刻1s時点から1s後）で$v_o = 0$Vに戻る。

時刻2s以降の時間帯は（ⅰ）（ⅱ）が繰り返されるため、1の波形が得られる。

[正解　1]

＜文　献＞
中島章夫ほか　編：臨床工学講座 医用電子工学第2版．医歯薬出版．2015．P112〜P114
松尾正之ほか　編：改訂 医用電子工学．コロナ社．2005．P145〜P148

◆過去5年間に出題された関連問題
　　［24回−午後−問題53］　　［25回−午前−問題54］　　［26回−午前−問題52］
　　［27回−午後−問題55］

[28回-午前-問題57] 正しい組合せはどれか。(医用電気電子工学)
 a. ASK ——— 振幅偏移変調
 b. PSK ——— パルス偏移変調
 c. TDM ——— 波長分割多重
 d. CDMA ——— パルス符号変調
 e. FDM ——— 周波数分割多重

 1. a、b   2. a、e   3. b、c   4. c、d   5. d、e

◆キーワード

デジタル変調方式　分割多重化

◆解 説

信号を相手に伝送する時、送信機では伝送しやすい周波数の電気信号（搬送波）を選択し、この搬送波に伝送したい信号を乗せて送信する。信号を乗せる事を変調と呼び、伝送したい信号を変調信号と呼ぶ。変調信号には、連続したアナログ信号と離散値のデジタル信号があるため、変調方式に違いがでる。

a. ASK（Amplitude Shift Keying）：デジタル信号を正弦波の振幅の違い（偏移）で表す変調方式
b. PSK（Phase Shift Keying）：デジタル信号を正弦波の位相の違いで表す変調方式
c. TDM（Time Division Multiplexing 時分割多重化）：複数の異なるデジタル信号を時間的に切り換えて 一つの共有された伝送路で送る多重伝送方式
d. CDMA（Code Division Multiple Access 符号分割多重方式）：無線通信方式の一つで、複数の通信に個別の符号を付けてから合成して送り、受信側で再度分解する多重伝送方式
e. FDM（Frequency Division Multiplexing 周波数分割多重化）：複数のデジタル信号をそれぞれ異なる周波数領域にして一斉に送る多重伝送方式

[正解　2]

＜文 献＞

菊池　眞ほか　編：臨床工学講座　医用情報処理工学. 医歯薬出版. 2011. P142〜P148

◆過去5年間に出題された関連問題

　[24回-午前-問題57]　　[26回-午前-問題55]

[28回−午前−問題58] コンピュータの入出力インタフェースはどれか。(医用電気電子工学)
1. BASIC
2. CPU
3. JPEG
4. UNIX
5. USB

◆キーワード

プログラミング言語　ファイル形式　OS（オペレーティングシステム）　インタフェース

◆解　説

ハードウェアおよびソフトウェアに関わる専門用語の問題である。
1. BASIC は初心者向けのプログラミング言語である。
2. CPU は Central Processing Unit の略でコンピュータの頭脳にあたる。中央演算処理装置という訳語もあるが、実体は超大規模集積回路（VLSI）である。
3. JPEG は画像のフォーマットの一つ。静止画像の非可逆圧縮の代表的なフォーマットで、写真のファイル形式としてデジタルカメラや携帯電話で撮影した画像の保存の際に広く利用されている。
4. UNIX は OS（Operating System；基本ソフト）の名称である。
5. USB は Universal Serial Bus の略で、コンピュータに周辺機器を接続するためのインタフェースの規格の一つである。キーボード、マウス、プリンタ、USB メモリや HDD などさまざまな周辺機器との接続に広く利用されている。

［正解　5］

＜文　献＞

菊地　眞ほか　編：臨床工学講座　医用情報処理工学. 医歯薬出版. 2014. P45～P87

◆過去5年間に出題された関連問題

［23回−午前−問題60］　　［23回−午後−問題56］　　［24回−午後−問題56］
［24回−午後−問題58］　　［25回−午前−問題57］　　［25回−午後−問題59］
［26回−午後−問題58］　　［27回−午前−問題56］　　［27回−午後−問題58］

[28回-午前-問題59] 図のフローチャートに基づいて作成されたプログラムを実行した時の CNT と SUM の組合せはどれか。(医用電気電子工学)

1. CNT ＝ 2　SUM ＝ 4
2. CNT ＝ 2　SUM ＝ 6
3. CNT ＝ 3　SUM ＝ 4
4. CNT ＝ 3　SUM ＝ 6
5. CNT ＝ 4　SUM ＝ 8

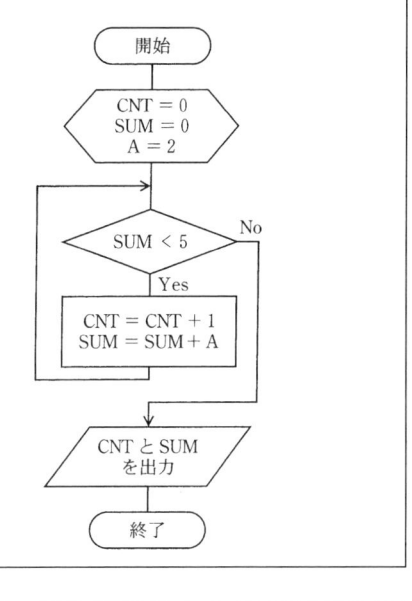

◆キーワード

フローチャート　アルゴリズム

◆解　説

　問題を解く手順をアルゴリズムという。フローチャートはアルゴリズムを記述するための規格で、目的により形の決まった箱を矢線で結ぶことで解法の手順を図的に表現する。

　箱の中で菱形は「判断」を表す。箱の中の論理式が成立しているかどうかにより、進路が別れる。この例では「SUM<5」なので、この時点で変数 SUM の値が 5 未満であれば、Yes のついている真下の箱へ、そうでなければ No の矢線に沿って結果出力の箱へと進む。

　なお、箱中の等号（＝）は数学の等号でなく代入を表す記号で、右辺の計算結果を左辺の変数に代入することを意味する。それに対して、解答選択肢の等号は数学の等式を表す。同じ記号だが、意味が異なるので注意が必要である。

　フローチャートの問題を解くときは、変数の値の表を作り、1 ステップずつ値がどう変化するかを書き込んでいくのがよい。最初の状態では CNT=0, SUM=0, A=2 である。SUM が 5 未満の場合は長方形の箱の中の代入文にしたがって、CNT は 1、SUM は A（=2）だけ値が増える。SUM が 6 になったときに条件が成立しないので、No の矢線に沿って結果を出力してプログラムは終了するが、このとき表から CNT=3, SUM=6 であることが分かる。

判断	CNT	SUM	A
	0	0	2
Yes			
	1	2	
Yes			
	2	4	
Yes			
	③	⑥	
No			

[正解　4]

<文献>

菊地　眞ほか　編：臨床工学講座　医用情報処理工学. 医歯薬出版. 2014. P89〜P107

◆過去5年間に出題された関連問題

　［23回-午後-問題55］　　［26回-午前-問題57］

[28回-午前-問題60] 1画面100 kbitで構成されるディジタル画像を伝送したい。通信回線の伝送速度が9 Mbpsであるとき、1秒間に伝送できる画像の最大数はどれか。

ただし、伝送時に圧縮符号化等の処理は行わず、画像構成データ以外のデータは無視する。

(医用電気電子工学)

1. 1
2. 9
3. 10
4. 90
5. 100

◆キーワード

伝送速度　bps

◆解　説

　伝送速度の問題は、伝送時間を求める問題や一定時間当たり送信可能なファイル数などを求める問題が出題されている。前者は、送りたいファイルの大きさを1秒間当たりの伝送量（＝伝送速度）で割ればよい。また、後者は、単位時間当たりの伝送量をファイルの大きさで割ればよいが、ファイルの容量、伝送速度のそれぞれで異なる単位が使われることが多いので、単位を統一してから計算することに注意する。次の関係を押さえておくとほとんどの問題に対応できる。

　　1byte＝8bit
　　bps＝bit per second：1秒間当たりの伝送量の単位
　　k＝10^3、M＝10^6、G＝10^9、T＝10^{12}

　True Color の場合、1画素（ピクセル）データは8×3＝24 bit＝3 byteで表される。

　この問題では送りたいファイルの大きさは
　　100kbit ＝ 100×10^3 bit
　通信回線の伝送速度（1秒当たりの伝送量）は
　　9Mbps ＝ 9×10^6 bit/s
　したがって、1秒間に送れる画像枚数は1秒当たりの伝送量をファイルの大きさで割って、
　　(9×10^6)÷(100×10^3)＝90 枚
となる。

[正解　4]

＜文　献＞

　菊地　眞ほか　編：臨床工学講座　医用情報処理工学．医歯薬出版．2014．P18〜P27

◆過去5年間に出題された関連問題

　［23回-午後-問題57］　　［25回-午前-問題58］　　［27回-午後-問題59］

[28回-午前-問題61] 2つの2進数 10.01 と 111.11 との和を10進数で表したのはどれか。

(医用電気電子工学)

1. 9.50
2. 9.75
3. 10.00
4. 10.25
5. 10.50

◆キーワード

2進数

◆解　説

　2進数とは2を基数とした位取り記数法である。すなわち桁がひとつ大きくなると数は2倍となる。したがって1の桁は 2^0 の位、2の桁は 2^1 の位、以下同様に n の桁は 2^{n-1} の位となる。一方、小数点以下の数字については桁がひとつ小さくなると数は1/2倍となる。したがって小数点第一位の桁は 2^{-1} つまり 0.5 の位、小数点第二位の桁は 2^{-2} つまり 0.25 の位となる。

よって、

　2進数 10.01 を10進数に変換すると 1×2 + 0×1 + 0×0.5 + 1×0.25 = 2.25 となる。

　2進数 111.11 を10進数に変換すると 1×4 + 1×2 + 1×1 + 1×0.5 + 1×0.25 = 7.75 となる。

　両者の和（10進数）をとると 2.25 + 7.75 = 10.00 となる。

[正解　3]

＜文　献＞

　菊地　眞ほか　編：臨床工学講座　医用情報処理工学. 医歯薬出版. 2014. P13～P18

◆過去5年間に出題された関連問題

　　[23回-午前-問題61]　　[27回-午前-問題59]

[28回−午前−問題62] 集合A、Bの論理演算で図の網掛け部分を表すのはどれか。（医用電気電子工学）

1. AND
2. OR
3. NOT
4. XOR
5. NOR

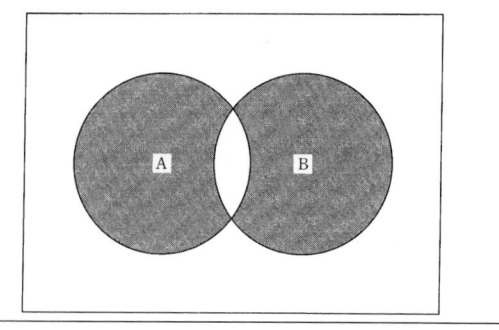

◆キーワード

論理演算　論理式　ベン図

◆解　説

　論理Aの否定を$\bar{A}$、論理Aと論理Bの論理和を$A + B$、論理Aと論理Bの論理積を$A \cdot B$とする。図中の網掛け部分の左側の部分は、論理Bの否定と論理Aの論理積である。これを論理式で記述すると$A \cdot \bar{B}$である。同様に、図中の網掛け部分の右側の部分は、論理Aの否定と論理Bの論理積である。これを論理式で記述すると$\bar{A} \cdot B$である。図の網掛け部分の全体は、網掛け部分の左側と右側の論理和で表すことができる。以上から図の網掛け部分を論理式で記述すると

$$A \cdot \bar{B} + \bar{A} \cdot B$$

　ここで論理Aと論理Bが同じ論理、つまり両方とも0あるいは1の場合を考える．論理Aと論理Bが両方とも0の場合は、上式の第一項は0・1となるため最終的に0となる。同様に第二項も1・0から0となる。0と0の論理和は0であるため、上式の最終的な論理は0となる。次に論理Aと論理Bが両方とも1の場合は、上式の第一項は1・0から0となる。同様に第二項も0・1から0となり、上式の最終的な論理は0となる。つまり論理Aと論理Bが同じ論理の場合、網掛け部分の論理は常に0となる。

　一方、論理Aと論理Bが異なる論理の場合、たとえば論理Aが0、論理Bが1場合は上式の第一項は0・0から0となるが、第二項は1・1から1となり、0と1の論理和は1であるため、上式の最終的な論理は1となる。同様に、論理Aが1、論理Bが0場合は上式の第一項は1・1から1となるが、第二項は0・0から0となり、1と0の論理和は1であるため、上式の最終的な論理は1となる。以上から論理Aと論理Bが異なる論理の場合、網掛け部分の論理は常に1となる。

　二つの入力が異なる論理の場合のみ、出力が1となる論理演算は排他的論理和（XOR）である。

　以上から図の網掛け部分は排他的論理和（XOR）を表している。

[正解　4]

＜文　献＞

　菊地　眞ほか　編：臨床工学講座　医用情報処理工学．医歯薬出版．2014．P29〜P39

◆過去5年間に出題された関連問題

　[23回−午後−問題53]　　[24回−午後−問題59]　　[25回−午前−問題59]
　[25回−午前−問題60]　　[26回−午前−問題59]　　[26回−午後−問題61]
　[27回−午前−問題61]　　[27回−午後−問題60]

[２８回－午前－問題６３] －1Vから1Vの電圧を10 bitの量子化ビット数でAD変換したときの分解能に最も近い電圧［mV］はどれか。（医用電気電子工学）
　　1．1
　　2．2
　　3．10
　　4．100
　　5．200

◆キーワード
AD変換　分解能　量子化　ビット数

◆解　説
　AD変換の量子化の分解能の問題である。
　－1Vから1Vの電圧をAD変換するのであるから、AD変換の対象となる電圧の幅は2Vとなる。2Vの幅の電圧を10bitの量子化ビット数でAD変換を行うということは、2Vの幅の電圧を2^{10}の刻み幅で分割することである。
　2^{10}＝1024であるから、AD変換の刻み幅の大きさ、すなわちAD変換の分解能は
　2／1024 ＝ 0.00195...≒0.002Vである。
　以上からAD変換したときの分解能に最も近い電圧は2mVである。

［正解　2］

＜文　献＞
中島章夫ほか　編：臨床工学講座　医用電子工学第2版．医歯薬出版．2015．P178～P181

◆過去5年間に出題された関連問題
　　［２３回－午後－問題６０］　［２４回－午後－問題６０］　［２５回－午前－問題６１］
　　［２５回－午後－問題６０］　［２６回－午前－問題６０］　［２７回－午前－問題６０］
　　［２７回－午後－問題６２］

[28回-午前-問題64] 吸着型酸素濃縮装置で**誤っている**のはどれか。（生体機能代行装置学）

a. 酸素供給量は最大で15L/分程度である。
b. 100%の濃度の酸素を供給できる。
c. アルミケイ酸塩で窒素を吸着する。
d. サージタンクに貯蔵してから供給する。
e. 加圧空気を流して吸着剤に窒素を吸着させる。

1. a, b　　2. a, e　　3. b, c　　4. c, d　　5. d, e

◆キーワード

アルミノケイ酸塩　サージタンク

◆解説

酸素濃縮器は、在宅酸素療法で使用される。空気を吸気し窒素を吐出することにより高濃度化した酸素を作り出す装置である。装置には吸着型と膜型がある。

吸着型の原理として、窒素を選択的に吸着する吸着剤（ゼオライト：アルミノ珪酸塩の総称）を内蔵した吸着筒内に圧縮空気を送る。濃縮した酸素ガスはサージタンクに貯蔵した後、湿潤器で加湿され患者に供給される。吸着型では空気中の水分も吸着するため加湿器が必要となる。また、酸素濃度は90〜93%で最大2〜7L/分供給可能なものがある。低圧のためボンベに充填することはできない。

a. 最大2〜7L/分供給可能。
b. 酸素濃度は、90〜93%である。
c. 窒素を選択的に吸着する吸着剤（アルミノ珪酸塩：ゼオライトなど）を内蔵している。
d. 供給ガスはサージタンク（貯蔵タンク）に蓄えてから供給する。
e. 吸着型は、窒素を選択的に吸着する吸着剤（ゼオライト：アルミノ珪酸塩の総称）を内蔵した吸着筒内に圧縮空気を送る。

［正解　1］

＜文献＞

廣瀬　稔ほか　編：臨床工学講座　生体機能代行装置学　呼吸療法装置. 医歯薬出版. 2014. P80〜P82

◆過去5年間に出題された関連問題

［25回-午前-問題63］　［26回-午後-問題68］

[２８回－午前－問題６５] 加温加湿器と比較して人工鼻が優れているのはどれか。(生体機能代行装置学)

a. 死腔がない。
b. 気道出血時に適する。
c. 過剰加湿にならない。
d. 細菌汚染が少ない。
e. ネブライザとの併用に適する。

1. a、b　　2. a、e　　3. b、c　　4. c、d　　5. d、e

◆キーワード

人工鼻　死腔　細菌汚染　ネブライザ

◆解 説

　人工鼻（HME：Heat and Moisture Exchanger）は、人工呼吸器回路と気管内チューブの間に装着して使用する器具であり、患者自身の呼気ガスに含まれる湿度と温度（熱）を保湿膜にて捕捉して貯え、次に行われる吸気ガスに放出させ加湿する。このため、加温加湿器は不要となる。しかし、人工鼻は加温加湿器と異なり能動的な水分補給も加温もしないために、吸気絶対湿度は 30mg/L 前後であり気道の加湿という面では加温加湿器に及ばない。人工鼻には、内部構造に細菌・ウイルスを通さない素材を用いることにより、病原体のフィルタとしての役割も兼ねるタイプがある。他方、気道出血・喀痰や気管内分泌物が粘稠な場合に呼気抵抗の増大や閉塞があるため、人工鼻は禁忌である。また、人工鼻と加温加湿器やネブライザなどを併用すると、過度の吸湿により人工鼻が閉塞し、患者の換気が困難となる恐れがある。

利点
　①加温加湿器に比べ取り扱いが簡便　②呼吸回路が単純化される　③呼吸回路の結露がない　④フィルタ機能があるため機械側から患者への汚染およびその逆の汚染の発生率を減らすことができる

欠点
　①気道出血・喀痰や気管内分泌物が粘稠な場合に呼気抵抗の増大や閉塞がある　②換気量が大きい場合やリークがある場合（小児含む）などでは加湿不足となる場合がある　③人工鼻の容量はそのまま死腔となる（機械的死腔　④ネブライザや加温加湿器との併用はできない　⑤重量による気管チューブの脱落に注意する

a. 人工鼻の容量はそのまま死腔となる（機械的死腔）
b. 気道出血・喀痰や気管内分泌物が粘稠な場合に呼気抵抗の増大や閉塞があるため、人工鼻は禁忌である。
e. 人工鼻と加温加湿器やネブライザなどを併用すると、過度の吸湿により人工鼻が閉塞し、患者の換気が困難となる恐れがある。

［正解　4］

＜文 献＞

　廣瀬　稔ほか　編：臨床工学講座　生体機能代行装置学　呼吸療法装置．医歯薬出版．2014．P117～P121

◆過去５年間に出題された関連問題

　［２３回－午後－問題６３］　［２５回－午後－問題６７］　［２７回－午後－問題６５］

[28回-午前-問題66] パルスオキシメータによる計測に影響を**与えない**のはどれか。

(生体機能代行装置学)

1. 高体温
2. 緑色のマニキュア
3. 一酸化炭素ヘモグロビン
4. メトヘモグロビン
5. メチレンブルー静注

◆キーワード

一酸化炭素ヘモグロビン　メチレンブルー

◆解　説

　パルスオキシメータは、非観血的に連続で動脈血の酸素飽和度を測定する。測定原理は、透過率の差のある赤色光（660nm付近）と赤外光（900nm付近）の吸光特性を利用し、オキシヘモグロビンとデオキシヘモグロビンの吸光度の比より酸素飽和度を算出する。

　吸光特性による誤差因子として、一酸化炭素ヘモグロビンやメトヘモグロビン、色素製剤（メチレンブルー・インドシアニングリーン等）などがある。他に爪にマニキュアを塗っている場合、マニキュアが発光部のLEDよりの透過光を吸収するため、透過する光量成分を減少させる。マニキュアの色によっても吸収に差があるが、特に緑色、青色および茶色は光量を減少させる。

1. 高体温による影響は考えにくい。また、低体温による指先（測定部位の）の血行障害が生じると拍動を検出できなくなり測定に影響を与える。

［正解　1］

＜文　献＞

　石原　謙　編：臨床工学講座　生体計測装置学．医歯薬出版．2013．P155～P162

◆過去5年間に出題された関連問題

　［23回-午前-問題69］　　［23回-午後-問題19］　　［24回-午前-問題12］
　［24回-午後-問題20］　　［24回-午後-問題63］　　［26回-午前-問題22］

[28回-午前-問題67] NPPVの適応になるのはどれか。（生体機能代行装置学）
1．喀痰排出困難を伴うCOPD急性増悪
2．ショックを呈する心原性肺水腫
3．呼吸停止を来した喘息発作
4．免疫不全を伴った軽度のARDS
5．呼吸筋麻痺を来した筋萎縮性側索硬化症

◆キーワード

NPPV　COPD急性増悪　心原性肺水腫　ARDS

◆解説

　NPPV（Non invasive Positive Pressure Ventilation；非侵襲的陽圧換気療法）は、マスクやマウスピースを介して非侵襲的に人工呼吸を行う療法である。適応疾患は、COPD急性増悪、喘息重積発作、心原性肺水腫、咽頭痙攣、気管内挿管不適応、筋ジストロフィー、脊髄性筋萎縮症および神経疾患における高二酸化炭素血症など多岐に渡る。

　また、導入の条件として、意識が良く協力的であること・循環動態が安定していること・気管挿管が必要でないこと（気道が確保できている、喀痰の排出ができる）・顔面の外傷がないこと・マスクを装着することが可能なことおよび消化管が活動している状態であることである。

　禁忌事項として、非協力的で不穏な場合・気道が確保できない場合・呼吸停止、昏睡、意識状態が悪い場合・循環動態が不安定な場合・自発呼吸のない場合・最近の腹部、食道手術後の場合・顔面の外傷、火傷、手術や解剖学的異常でマスクがフィットしない場合・二つ以上の臓器不全がある場合・心筋梗塞が起こりつつある場合、不安定狭心症の場合・咳反射がない、または弱い場合・ドレナージされていない気胸がある場合・嘔吐や腸管の閉塞およびアクティブな消化管出血がある場合などである。

4．陽圧換気を要するARDS患者に対して気管挿管を行わず鼻マスクやフェイスマスクを用いた非侵襲的陽圧換気を行う事は推奨しない。ただし、血液悪性疾患、臓器移植後の免疫不全疾患では、非侵襲的人工呼吸（NPPV）の方が有効であることが示されている。これは、挿管による人工呼吸の感染症（VAP）や合併症の発生率を低下させるためである。

[正解　4]

＜文献＞

廣瀬稔ほか　編：臨床工学講座　生体機能代行装置学　呼吸療法装置．医歯薬出版．2014．P150〜P151
日本呼吸療法医学会多施設共同研究委員会　編：ARDSに対するClinical Practice Guideline 第2版．人工呼吸　21-1．2004．P44〜P61

◆過去5年間に出題された関連問題

[24回-午後-問題64]

[２８回－午前－問題６８] 高気圧酸素治療装置内に持ち込めるのはどれか。（生体機能代行装置学）
1. カイロ
2. 電気アンカ
3. 木綿のハンカチ
4. 合成繊維の衣類
5. セルロイド製品

◆キーワード

高気圧酸素治療装置

◆解　説

　高気圧酸素治療の安全管理で重要な課題は火災防止である。治療に不必要な機器や物品は装置内に持ち込むことはできない。高気圧酸素治療における酸素加圧の場合は、2ATA での酸素分圧は1520mmHg で大気圧空気の 10 倍に近く、3ATA の場合の 2280mmHg は 14 倍以上の酸素分圧に相当する。一旦、この内部で着火すれば瞬間的に爆燃現象を発生する。高圧酸素ガスの雰囲気中では、物質の着火温度が低下し燃焼は高温で高速になる（空気中と比較）。酸素は、他のものの燃焼を助ける性質（支燃性）があり、空気中で不燃性のものでも酸素中では可燃性となることもある。油脂類が付着しているとわずかな火花で発火する恐れがある。

1. 発火源となり持ち込み禁止である。
2. 発火源となり持ち込み禁止である。
3. 静電気発生の少ない木綿製品は持ち込み可能である。
4. 合成繊維製品（ナイロンなど）は、静電気を起こしやすく発火源となる。
5. セルロイドは、その分子内に酸素を含むことから、加熱・衝撃・摩擦あるいは他の薬品との接触により発火し、燃焼速度は早く爆発的である。持ち込みは禁止である。

［正解　3］

＜文　献＞

　　廣瀬　稔ほか　編：臨床工学講座　生体機能代行装置学　呼吸療法装置．医歯薬出版．2014．P90～P108

◆過去５年間に出題された関連問題

　　［２３回－午後－問題６６］　　［２４回－午前－問題６６］　　［２５回－午前－問題６７］
　　［２６回－午前－問題６８］　　［２６回－午後－問題６４］　　［２７回－午後－問題６８］

[28回-午前-問題69] 膜型人工肺について正しいのはどれか。(生体機能代行装置学)
1. 送入ガス流量を増やすと$Paco_2$は低下する。
2. 送入ガス酸素濃度を上げると$Paco_2$は低下する。
3. ポリプロピレン中空糸膜は親水性である。
4. 中空糸膜型の内部灌流型では中空糸内部を送入ガスが流れる。
5. 中空糸膜型では外部灌流型の方が内部灌流型よりも圧力損失が高い。

◆キーワード

膜型人工肺　吹送ガス　材質

◆解　説

材質	膜の種類	膜厚（μm）	特徴
シリコーン	均質	100	同一の厚さでは気体透過係数は高い。膜の強度が低いので厚くする必要がある。
ポリプロピレン	多孔質	25～50	0.05μm程度の微細孔。表面張力と膜の疎水性で血漿成分は漏れない。生体適合性をよくするためにヘパリン等をコーティングしたタイプもある。
ポリメチルペンテン	非対称	25	血液接触面に薄いスキン層を持つ。
ポリプロピレンシリコーン等	複合		多孔質膜にシリコーン等をコーティング、サンドイッチした構造を持つ。

　膜型人工肺は外径200～400μmの中空糸を束ねた構造が主流である。中空糸内部を血液が流れるものが内部灌流型、外側を流れるものを外部灌流型である。外部灌流型は内部灌流型に比べ、ガス交換効率が良く、圧力損失が少ないため、現在はほとんどが外部灌流型である。
　膜型人工肺はガス流量で$Paco_2$、F_IO_2でPao_2を制御する。

1. ガス流量を増やすと$Paco_2$は低下し、減らすと増加する。
2. 送入ガス酸素濃度を上げるとPao_2は上昇、下げると低下する。
3. ポリプロピレン膜は疎水性であるが、長時間回していると膜は親水化し、血漿リークを起こす。

[正解　1]

<文　献>

見目恭一ほか　編：臨床工学講座　生体機能代行装置学　体外循環装置. 医歯薬出版. 2014. P38
安達秀雄ほか　著：人工心肺ハンドブック. 中外医学社. 2009. P27、P79

◆過去5年間に出題された関連問題

[23回-午前-問題69]　　[24回-午後-問題68]　　[25回-午前-問題68]
[26回-午前-問題70]

[28回-午前-問題70] 人工心肺装置について**誤っている**組合せはどれか。(生体機能代行装置学)
	a. ベント回路 ——— 心内圧減圧
	b. 冠灌流回路 ——— 心筋保護液注入
	c. 遠心ポンプ ——— 心腔内出血回収
	d. 血液濃縮器 ——— 余剰赤血球除去
	e. 動脈フィルタ ——— 微小気泡・栓子除去

	1. a、b 2. a、e 3. b、c 4. c、d 5. d、e

◆キーワード

人工心肺装置　ベント回路　遠心ポンプ

◆解　説

　人工心肺装置は、貯血槽、ポンプ、熱交換器、人工肺、動脈フィルタ、血液濃縮器から構成される。
　また、構成回路には脱血回路、送血回路、出血を回収する吸引回路（サクション回路）、左心室の減圧、無血視野確保のためのベント回路、心停止液、心筋保護液を送る心筋保護回路、血液を濃縮する血液濃縮器（ヘモコンセントレータ）がある。

a. 肺動脈、左心房、左心室に挿入し、左心系の還流血液を回収し、心内圧を下げる。
b. 大動脈遮断後、心筋保護液を注入する回路。
c. 遠心ポンプは血液の回収に使うことはできない。血液の回収にはローラポンプを使用する。
d. 血液濃縮器は余剰水分を除去する目的で使用する。
e. 動脈フィルタは人工肺の後に設置する。近年は人工肺に内蔵されているタイプもある。

[正解　4]

＜文　献＞

　見目恭一ほか　編：臨床工学講座　生体機能代行装置学　体外循環装置. 医歯薬出版. 2014. P2

◆過去5年間に出題された関連問題

　[23回-午後-問題68]　[26回-午後-問題69]

[28回-午前-問題71] ヘモグロビンの酸素解離曲線について正しいのはどれか。（生体機能代行装置学）
1．酸素含量と酸素分圧の関係を表した曲線である。
2．アシドーシスにより右方移動する。
3．低体温により右方移動する。
4．低二酸化炭素血症により右方移動する。
5．2,3-DPGの低下により右方移動する。

◆キーワード

酸素解離曲線　アシドーシス　右方移動　左方移動

◆解　説

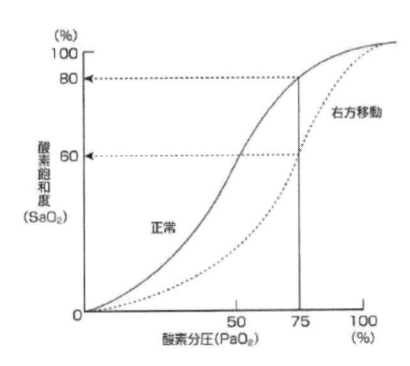

酸素解離曲線は酸素飽和度と酸素分圧の関係を表しており、S字状曲線を示している。これは酸素分圧の高い組織では酸素と結合しやすく、酸素分圧の低い組織では酸素を解離しやすいことを意味する。

酸素とHbの結合は体温、pHの影響を受ける。体温が上昇するということは代謝が活発になり、二酸化炭素の産生が増え、血液は酸性側に傾く。ということは組織での酸素需要が増えているので、ヘモグロビンは酸素を解離しやすくなり、同じ酸素分圧で比較すると酸素飽和度は低くなる。

体温の低が低下すると代謝が落ち、二酸化炭素の酸性も減り、血液はアルカリ側に傾く。組織での酸素需要は減るので、ヘモグロビンは酸素を解離しなくても良くなるので、同じ酸素分圧で比較すると酸素飽和度は高くなる。

赤血球中の2,3-DPGはヘモグロビンの酸素運搬能を高める（ヘモグロビンと酸素の親和性を低下させる）ので2,3-DPGが増加すると同じ酸素分圧で比較すると酸素帆和度は低くなるので、酸素解離曲線は右方移動する。

上記解説で同じ「酸素分圧で比較する」と記載しているが、「末梢組織の同一部位で比較する」に読み替えると理解しやすい。

［正解　2］

<文　献>
見目恭一ほか　編：臨床工学講座　生体機能代行装置学　体外循環装置．医歯薬出版．2012．P26

◆過去5年間に出題された関連問題
該当なし

[28回-午前-問題72] 遠心ポンプの操作で正しいのはどれか。（生体機能代行装置学）
　a．離脱前の低流量時には回転数による流量制御が困難である。
　b．誤って空気を体内に送り込むことはない。
　c．人工心肺運転中の送血回路の遮断は禁忌である。
　d．冷却時に流量を維持するには回転数をあげる必要がある。
　e．人工心肺停止時には送血回路を鉗子で遮断し血液逆流を防ぐ。

　1．a、b、c　　2．a、b、e　　3．a、d、e　　4．b、c、d　　5．c、d、e

◆キーワード

遠心ポンプ　操作

◆解　説
　遠心ポンプは、ハウジング内部の回転子が回転し、遠心力を発生させ血液を送る。遠心ポンプは血液の粘性、ポンプ前後の負荷の変動により、同一の回転数でも流量が変化する。また、ポンプの回転が停止、あるいは低回転になると逆流を生じるので注意が必要である。血液に比べ、空気に働く遠心力は小さいため、大量の空気が入った場合はポンプの吐出は停止する。

a．遠心ポンプは回転数が低いと効率が低下し、流量制御が困難になる。
b．少量の空気が混入した場合は、空気が細かく砕かれて送りだされる。
c．遠心ポンプに限らず、送血回路の遮断は禁忌である。しかし、ローラーポンプのように回路の外れや破裂は生じない。
d．冷却時には血液の粘性が増加するので、同一の回転数では流量が低下するため、流量を上げる必要がある。

[正解　3]

＜文　献＞
　見目恭一ほか　編：臨床工学講座　生体機能代行装置学　体外循環装置．医歯薬出版．2014．P33
　安達秀雄ほか　著：人工心肺ハンドブック．中外医学社．2009．P72

◆過去5年間に出題された関連問題
　　[24回-午前-問題79]　　[25回-午前-問題70]　　[26回-午前-問題69]
　　[27回-午後-問題69]

[28回-午前-問題73] PCPSについて正しいのはどれか。(生体機能代行装置学)
 a. 全身麻酔を必要とする。
 b. 左心系の後負荷を軽減する。
 c. 肺塞栓症によるショック時に用いられる。
 d. 心停止に対する心肺蘇生に用いられる。
 e. V-Aバイパス方式とV-Vバイパス方式がある。

 1. a、b   2. a、e   3. b、c   4. c、d   5. d、e

◆キーワード

PCPS　ECMO

◆解 説
　PCPSは局所麻酔による穿刺によって導入できる循環補助手段である。遠心ポンプと人工肺を持つ閉鎖回路を用いる。通常大腿静脈から右心房付近に脱血管を挿入し、大腿動脈から送血する。右心房付近から脱血するので、前負荷軽減法である。
　適応は急性心筋梗塞等による心原性ショック、開心術後心不全、急性肺動脈血栓症、拡張型心筋症の急性増悪等がある。

a. PCPSは局所麻酔で導入できる。
b. 前負荷軽減法である。
c. 人工肺を有するので、肺塞栓症による呼吸不全にも対応できる。
d. 遷延性心停止は適応外である。
e. PCPSはV-Aバイパスで施行するが、V-Vバイパスは呼吸補助であるECMO(ECLA)で用いられることがある。

[正解 4]

<文 献>
見目恭一ほか 編:臨床工学講座 生体機能代行装置学 体外循環装置. 医歯薬出版. 2014. P227
安達秀雄ほか 著:人工心肺ハンドブック. 中外医学社. 2009. P27、P195

◆過去5年間に出題された関連問題
　[24回-午後-問題72]

[28回-午前-問題74] 人工心肺による体外循環中の溶血の直接的原因と**ならない**のはどれか。

(生体機能代行装置学)

1. 大量吸引の持続
2. 脱血不良
3. 異型輸血
4. 血液希釈
5. 過度の加温

◆キーワード

体外循環　溶血

◆解　説

　人工心肺の溶血の原因として、回路内の陰圧、ローラーポンプの不適切なオクルージョン、過度の吸引、細い送血カニューレ、血液型の不適合がある。

1. 大量吸引を持続するとローラーポンプによって血液が溶血する。吸引は必用最小限にとどめるべきである。
2. 脱血不良が直接の原因になるとは考えにくいが、陰圧吸引補助脱血法を行っている場合、陰圧による溶血が起こることもある。あるいはポンプ脱血を行っていれば、過度の陰圧がかかり、溶血の原因となりうる。
3. 血液型不適合の場合、血管内での反応は溶血である。
4. 血液希釈によって溶血が亢進することはない。血液希釈によって酸素運搬能力が低下するので、低体温法を併用する。
5. 血液を加温する時、冷温水槽の温度は42℃以上にしてはいけない。血漿成分に悪影響を与えるほか、溶血の原因となる。

［正解　4］

＜文　献＞

　見目恭一ほか　編：臨床工学講座　生体機能代行装置学　体外循環装置. 医歯薬出版. 2014. P109～P114

◆過去5年間に出題された関連問題

　［26回-午前-問題74］

[28回-午前-問題75] 血液透析を行うことによって是正されるのはどれか。(生体機能代行装置学)
 a. 高カリウム血症
 b. 代謝性アシドーシス
 c. エリスロポエチン欠乏
 d. ビタミンD欠乏
 e. 低リン血症

   1. a、b   2. a、e   3. b、c   4. c、d   5. d、e

◆キーワード

血液透析　病態

◆解　説
　血液透析の除去原理はダイアライザでの拡散と濾過が主であるが、一部の物質は透析膜への吸着により行われることがある。
　生体腎機能には
　　①排泄----体内代謝産物、老廃物、薬物、毒物の排泄
　　②調節----水分、電解質の調節
　　③内分泌----エリスロポエチン、活性型ビタミンD、レニンの分泌産生
があり、生体腎は糸球体での濾過と尿細管での再吸収や分泌により①と②の機能を行う。
　腎不全では上記の機能が様々な障害を受け、機能低下や機能不全状態となる。
　この機能不全状態を是正するために、血液透析では①と②の機能代行を拡散と濾過の原理で行うが、③の内分泌機能は代行できない。
　このため、エリスロポエチンおよびビタミンD欠乏に対しては薬物療法によりその是正が行われる。

a. 透析液のカリウム濃度は2.0～2.5mEq/Lであり、主に拡散により血清カリウム濃度は低下する。
b. 透析液のアルカリ化剤は主にバイカーボネートが用いられ、その濃度は30mEq/L前後であり血液中濃度より高く、血液中に拡散し代謝性アシドーシスは是正される。
e. 透析患者は高リン血症であり、低リン血症の是正は必要でない。透析液にリンは含有せず拡散により除去される。

[正解　1]

<文　献>
竹澤真吾ほか　編:臨床工学講座　生体機能代行装置学　血液浄化療法装置. 医歯薬出版. 2011. P151～P155

◆過去5年間に出題された関連問題
　[24回-午前-問題75]

[28回-午前-問題76] 血球成分除去療法の適応で正しいのはどれか。(生体機能代行装置学)
1. エンドトキシン血症
2. 透析アミロイド症
3. 閉塞性動脈硬化症
4. 重症筋無力症
5. 潰瘍性大腸炎

◆キーワード

血球成分除去療法　適応疾患　アフェレシス療法

◆解　説

　患者血液を体外循環し、血液中の不要物質を除去して体液の調整を行う治療を総称して血液浄化療法という。これは、慢性腎不全患者などに適用される人工腎臓治療と免疫、神経、腎、皮膚などの種々の疾患に適用されるアフェレシス療法に分類される。

　アフェレシス療法には、持続的血液浄化療法、血液吸着療法、血漿吸着療法、プラズマフェレシス療法、血球成分除去療法がある。

　血液吸着と血球成分除去療法は両者とも操作が血液全体を吸着材に灌流する点で同じであるが、血液吸着では血漿中の病因物質が吸着除去され、血球成分除去療法では血球成分（顆粒球、単球、リンパ球などの血小板や活性化血小板）が吸着除去される。

　血球成分除去療法（CAP）は分離方式や吸着材の特性により主として除去される血球成分が異なり、それぞれ、白血球除去療法(セルソーバを用いる治療法；LCAP)やリンパ球除去療法(遠心分離による治療法；CCAP)、顆粒球除去療法（アダカラムを用いる治療法；GCAP）と呼ばれる。

1. ポリミキシンB固定化ポリスチレン繊維を用いた血液吸着療法が適応である。
2. ヘキサデシル基固定化セルロースビーズを用いた血液吸着療法が適応である。
3. プラズマフェレシス（単純血漿交換法、二重膜濾過血漿交換法）および血漿吸着法が適応である。
4. プラズマフェレシス（単純血漿交換法、二重膜濾過血漿交換法）および血漿吸着法が適応である。
5. 血球成分除去療法（CAP）が適応である。

[正解　5]

＜文　献＞

　竹澤真吾ほか　編：臨床工学講座　生体機能代行装置学　血液浄化療法装置．医歯薬出版．2011．P1～P2

◆過去5年間に出題された関連問題

　[25回-午前-問題19]

[28回-午前-問題77] アルブミンとグロブリン分画の分離に利用される血液浄化器はどれか。

(生体機能代行装置学)

1. 血液濾過器
2. 血液透析濾過器
3. 血漿分離器
4. 血漿成分分画器
5. 血液吸着器

◆キーワード

血漿分離器　血漿成分分画器　アルブミン　グロブリン

◆解　説

　血漿分離器は中空糸型がほとんどで、中空糸膜の細孔径は血球成分が全く通過できない数百nm程度である。これは、アルブミン（分子量；68000）がほとんど通過できない細孔径が数〜十数nmの血液透析膜、血液濾過膜、血液透析濾過膜より桁違いに大きい。

　血漿成分分画器の細孔径は、両者の間の数十nm程度であり、アルブミンは通過できるがグロブリン分画は通過できない大きさである。この細孔径の差を利用して血液成分の分離が行われる。

　膜分離による単純血漿交換法（単純膜濾過法）は、血球成分と病因タンパク（免疫グロブリンなど）を含む血漿成分を血漿分離器で分離する方法であり、分離廃棄される血漿中にはアルブミンも含有されている。このため、新鮮凍結血漿（FFP）や5%アルブミン溶液などの血液製剤を等量補充するため2〜3L必要となる。

　高価な血液製剤の補充液を大量に必要とする欠点を軽減するために、血漿分離器で分離された濾液血漿を血漿成分分離器へ供給し、アルブミンとグロブリン分画を分離し、患者に有用なアルブミンを患者に還流する二重膜濾過血漿交換法が導入された。

1. アルブミンもグロブリン分画も通過できないため分離できない。
2. アルブミンもグロブリン分画も通過できないため分離できない。
3. 血球成分と血漿成分（アルブミン、グロブリン分画などを含む）を分離する。
4. 血漿成分中のアルブミンとグロブリン分画が分離できる。
5. 目的とする病因物質を吸着する。

［正解　4］

＜文　献＞

　竹澤真吾ほか　編：臨床工学講座　生体機能代行装置学　血液浄化療法装置. 医歯薬出版. 2011. P264〜P273

◆過去5年間に出題された関連問題

　［23回-午前-問題77］

[28回-午前-問題78] 一般に市販されている血液透析用透析液の組成 [mEq/L] で**誤っている**のはどれか。
（生体機能代行装置学）

1. Na^+ ：140
2. K^+ ：6.0
3. Ca^{2+} ：3.0
4. HCO_3^- ：30
5. Mg^{2+} ：1.0

◆キーワード

透析液　組成　濃度

◆解　説

透析液は、尿毒症物質の除去にかかわるのみならず、血漿浸透圧の維持、各種電解質の是正、酸塩基平衡の是正、糖代謝の維持などの重要な役割を担っている。

透析液は血液透析による物質移動の原理である拡散、限外濾過、吸着の3つのうち、とくに拡散現象を支配する濃度勾配の形成にかかわっている。

拡散によって物質移動には、次のようなものがある。

- 血液側と大きな濃度勾配を形成して積極的に溶質を除去すべき物質であるカリウム（K）、マグネシウム（Mg）
- 適度の濃度勾配を維持して過剰な除去を防ぐ必要のあるブドウ糖など
- 濃度勾配をほぼゼロとし拡散での物質移動を要しないナトリウム（Na）、カルシウム（Ca）など
- 重炭酸イオン（HCO_3^-）のような透析液側から血液側への十分な物質移動が望まれる物質

1. 透析患者のNa濃度は健常者と同程度なため、140mEq/Lの正Na透析液が主流である。
2. 透析患者は高K血症で、これを是正するため透析液K濃度は2.0mEq/Lが主流である。
3. 透析液Ca濃度は2.5~3.0mEq/Lが用いられている。これは、血液中のイオン化Ca濃度と同程度であり、拡散での物質移動が起こらない濃度となっている。
4. 透析患者は代謝性アシドーシスのため、アルカリ化剤である重炭酸イオン（HCO_3^-）は血液中より高濃度の30mEq/L前後が用いられ、透析液より血液中に補給される。
5. 透析患者は高Mg血症で、患者血液中のイオン化Mg濃度より低めの1.0mEq/Lが主流である。

［正解　2］

＜文　献＞

竹澤真吾ほか　編：臨床工学講座　生体機能代行装置学　血液浄化療法装置. 医歯薬出版. 2011. P81～P88

◆**過去5年間に出題された関連問題**

該当なし

[28回−午前−問題79] 透析装置（コンソール）に組込まれて**いない**のはどれか。（生体機能代行装置学）
1. 電導度計
2. 気泡検出器
3. 透析液温計
4. 除水制御装置
5. 透析液浸透圧計

◆キーワード

透析装置　コンソール　監視項目

◆解　説

　透析装置には、個人用透析装置と多人数用透析装置（コンソール）がある。日本では多人数用透析液供給装置により一括して透析液を作成し、複数の透析装置（コンソール）に供給する方式が主である。

　透析装置（コンソール）は、血液系および透析液系の安全監視と制御を行う。

　血液系監視項目・・・静脈圧力、動脈圧力、気泡検出器、血液流量、シリンジポンプ流量、除水速度など

　透析液系監視項目・・・透析液圧、透析液温度、透析液流量、漏血計、透析液濃度、供給圧など

1. 電導度計によって透析液濃度は連続的に監視される。
2. 主に超音波センサを用い、空気が回路内血液中を通過すると音響インピーダンスが大きく減衰することを利用して検出する。
3. サーミスタにより透析液温度が監視される。41℃以上で透析液供給が停止する。
4. 除水制御装置は透析液をダイアライザへ既定の流量で供給しつつ、限外濾過流量制御を行う装置である。国内メーカーの除水制御はすべて閉鎖式容量制御法で、ダイアライザを含む透析液回路を完全な密閉状態とし、ダイアライザに流入・流出する透析液流量を等量に制御する。その閉鎖回路から除水ポンプで透析液を排液すると、その排液分がダイアライザの血液側から除水される。
5. 浸透圧は、透析液に含まれる電解質からブドウ糖まで、すべての含有溶質の濃度を反映するので、透析液濃度管理において重要であるが、透析装置には組み込まれていない。透析液濃度は連続的に監視できる電導度計が用いられる。

[正解　5]

＜文　献＞

　竹澤真吾ほか　編：臨床工学講座　生体機能代行装置学　血液浄化療法装置．医歯薬出版．2011．P123〜P127

　臨床透析編集委員会　編：臨床透析6月増刊号　血液浄化機器．日本メディカルセンター．2013．P71〜P78、P307

◆過去5年間に出題された関連問題

　［23回−午後−問題78］　［24回−午後−問題75］　［25回−午後−問題78］
　［26回−午後−問題79］

[28回-午前-問題80] 図は肘関節を90°屈曲した状態で手掌に重量 P の物体を保持した状態を示している。肘関節まわりの力のモーメントの釣り合いを表す式はどれか。

ただし、J は肘関節の反力の大きさ、W は前腕および手にかかる重力の大きさ、M は前腕にかかる筋力の大きさである。(医用機械工学)

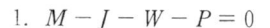

1. $M - J - W - P = 0$
2. $P\ell_3 + W\ell_2 - M\ell_1 = 0$
3. $P^2\ell_3 + W^2\ell_2 - M^2\ell_1 = 0$
4. $P\ell_3^2 + W\ell_2^2 - M\ell_1^2 = 0$
5. $P(\ell_3 - \ell_2) + M(\ell_2 - \ell_1) - J\ell_2 = 0$

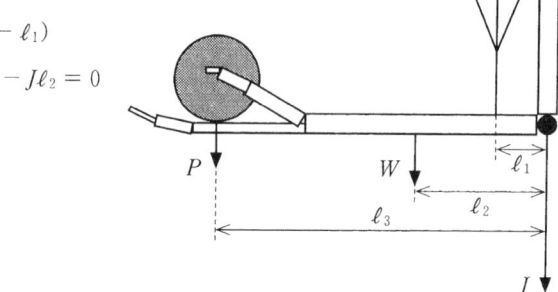

◆キーワード

力のモーメント　モーメントの釣り合い

◆解　説

回転軸 O の周りで回転を起こす作用の大きさを力のモーメントという。

作用する力の大きさを F、腕の長さ（回転軸 O から力の作用点までの距離）を L とすると、力のモーメント N は、

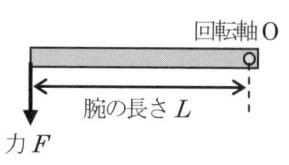

$$N = F \times L$$

ただし、モーメントに対して有効な力は、腕の長さと直交する成分の大きさである。

また、モーメントの釣り合いは、回転軸を中心とした回転のつり合いで考えることができる。

(反時計回りのモーメント) ＝ (時計回りのモーメント)

ただし、反時計回りとは問題文の図の z 軸から y 軸に回転する方向で、時計回りはその逆とする。

今、肘関節を回転軸 O と考えると、モーメントの釣り合いは、

$$P\ell_3 + W\ell_2 = M\ell_1$$
$$P\ell_3 + W\ell_2 - M\ell_1 = 0$$

となる。肘関節の反力の大きさ J は回転に寄与しないため、モーメントは考えなくてよい。

[正解　2]

＜文　献＞

嶋津秀昭ほか　著：臨床工学講座　医用機械工学．医歯薬出版．2011．P17～P23
小野哲章ほか　編：臨床工学技士標準テキスト第2版増補．金原出版．2014．P215

◆過去5年間に出題された関連問題

[24回-午前-問題80]

[28回-午前-問題81] 応力とひずみについて正しいのはどれか。（医用機械工学）
a. 応力は作用する荷重と断面積の積である。
b. ひずみは変形の度合いを比で表したものである。
c. 荷重と同一の方向に現れるひずみを縦ひずみという。
d. せん断応力によって生じるひずみを横ひずみという。
e. 弾性係数は応力とひずみの積である。

1. a、b　2. a、e　3. b、c　4. c、d　5. d、e

◆キーワード

応力　ひずみ　弾性係数

◆解　説

　応力とは、外力を受けたときに物体の内部で生じる抵抗力のことで、物体内部の単位面に加わる力と定義できる。よって、荷重を P、断面積を A とすると応力 σ は、

$$\sigma = \frac{P}{A}$$

　ひずみとは、外力が作用したときの物体の変形の割合で、変形量 ΔL を元の長さ L で割ることで表せる。よって、ひずみ ε は、

$$\varepsilon = \frac{\Delta L}{L}$$

　また、荷重と同一方向に現れるひずみを縦ひずみ ε_L、直角方向のひずみを横ひずみ ε_D という。

　弾性限度内では、応力 σ とひずみ ε は比例する。（フックの法則）
$$\sigma = E \cdot \varepsilon$$
ここで比例係数 E を弾性係数という。

a. 作用する荷重 P は応力 σ と断面積 A の積である。
d. せん断応力によって生じるひずみをせん断ひずみという。
e. 応力 σ は弾性係数 E とひずみ ε の積である。

[正解　3]

<文　献>
嶋津秀昭ほか　著：臨床工学講座　医用機械工学．医歯薬出版．2011．P42〜P53
小野哲章ほか　編：臨床工学技士標準テキスト第2版増補．金原出版．2014．P218〜P220

◆過去5年間に出題された関連問題

該当なし

[２８回－午前－問題８２] 内部の直径 20mm のまっすぐな血管内を粘性係数 0.004Pa・s の血液が平均流速 0.2m/s で流れている。この流れのレイノルズ数はどれか。

ただし、血液の密度は $1×10^3$ kg/m³ とする。(医用機械工学)

1. 1
2. 20
3. 500
4. 1,000
5. 5,000

◆キーワード

レイノルズ数

◆解　説

　レイノルズ数とは、流体の流れにおいて粘性力と慣性力の比、流れの相似性、あるいは流れの状態を表わす無次元数である。

　円管の中を流れる流体において、この流れのレイノルズ数 *Re* は、

$$\mathrm{Re} = \frac{\rho L v}{\mu}$$

ただし、流体の密度 ρ[kg/m³]、円管の直径 *L*[m]、流速 *v*[m/s]、流体の粘性率 μ[Pa・s] とする。

問題文より、

　流体の密度（血液の密度）は ρ=1×10³kg/m³

　円管の直径は *L*=20mm=20×10⁻³m

　流速は *v*=0.2m/s

　流体の粘性率（粘性係数）は μ=0.004Pa・s

であるから、この流れのレイノルズ数 *Re* は、

$$\mathrm{Re} = \frac{(1×10^3 \mathrm{kg/m^3})×(20×10^{-3}\mathrm{m})×(0.2\mathrm{m/s})}{(0.004\mathrm{Pa・s})} = 1000$$

となる。

［正解　4］

＜文　献＞

　嶋津秀昭ほか　著：臨床工学講座　医用機械工学．医歯薬出版．2011．P91～P93

　小野哲章ほか　編：臨床工学技士標準テキスト第2版増補．金原出版．2014．P226～P227

◆**過去5年間に出題された関連問題**

　［２４回－午前－問題８２］

[28回-午前-問題83] 図に示す波形の音波を水中に発射した。その音波の波長 [cm] はどれか。

(医用機械工学)

1. 0.1
2. 3.3
3. 7.5
4. 15
5. 30

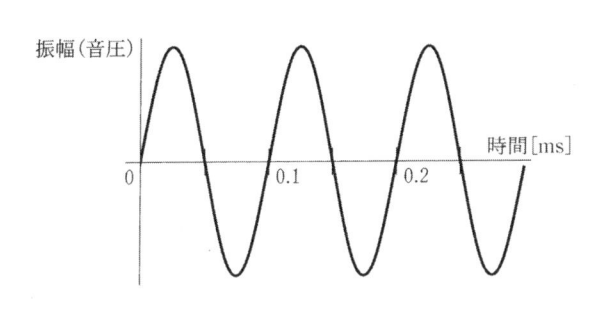

◆キーワード

波長　水中での音速　周期

◆解 説

音波の速さを v[m/s]、周期を T[s]、波長を λ[m] とすると、$v = \dfrac{\lambda}{T}$ が成り立つ。

問題の図に示す波形は、音波発射点における媒質（水）の振幅（音圧）と経過時間との関係を表しているため、波形より周期 T を読み取ることができる。この音波の周期 T は、図に示す波形より

$$T = 0.1\,\text{ms} = 0.1 \times 10^{-3}\,\text{s}$$

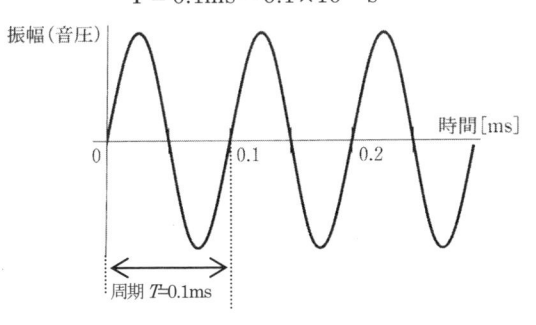

また、水中における音速 v は $v=1500$m/s であるため、この音波の波長 λ は $v = \dfrac{\lambda}{T}$ より

$$\lambda = vT = (1500\,\text{m/s}) \times (0.1 \times 10^{-3}\,\text{m}) = 0.15\,\text{m} = 15\,\text{cm}$$

［正解　4］

＜文 献＞

嶋津秀昭ほか　編：臨床工学講座　医用機械工学. 医歯薬出版. 2011. P108〜P112

◆過去5年間に出題された関連問題

［27回-午前-問題84］

[２８回－午前－問題８４] 25℃の水 3L を 500W のヒータで加熱して 37℃にするのに必要なおよその時間 [s] はどれか。

ただし、ヒータの出力の 80%が加温に使われ、水の比熱は 4.2kJ/(kg・K) とする。（医用機械工学）

1. 300
2. 380
3. 630
4. 930
5. 1,200

◆キーワード

熱量

◆解　説

m[kg]の物質を ΔT[℃]上昇させるのに必要な熱量 Q[J]は、

$$Q = C_m \cdot m \cdot \Delta T$$

ただし、C_m[J/(kg・K)]は物質の比熱

また、消費電力 P[W]のヒータを t[s]間使用することにより発生する熱量 H[J]は、

$$H = P \cdot t$$

いま、ヒータによって発生する熱量 H[J]の $\eta \times 100$[%]（効率）が物質の温度上昇に使われるとすると、H と Q の関係は次のようになる。

$$H \cdot \eta = Q$$
$$P \cdot t \cdot \eta = C_m \cdot m \cdot \Delta T$$

よって、物質の温度を上昇させるのに必要な時間 t[s]は、

$$t = \frac{C_m \cdot m \cdot \Delta T}{P \cdot \eta}$$

で求めることができる。

問題文より C_m=4.2kJ/(kg・K)、ΔT=37℃－25℃、P=500W、η=0.8（80%）、m=3kg（水 1L=1kg）であることから、

$$t = \frac{4.2 \text{kJ/(kg・K)} \times (3\text{kg}) \times (37℃－25℃)}{(500\text{W}) \times (0.8)} = 378\text{s} \fallingdotseq 380\text{s}$$

［正解　2］

＜文　献＞

戸畑裕志ほか　編：臨床工学講座　医用電気工学１第２版．医歯薬出版．2015．P75

◆**過去５年間に出題された関連問題**

［２３回－午前－問題８４］

[28回-午前-問題85] 生体の電気特性について正しいのはどれか。(生体物性材料工学)
a. α分散は水分子の分極に起因する。
b. β分散は組織の構造に起因する。
c. 脂肪の導電率は筋肉よりも低い。
d. 骨格筋の異方性は弱い。
e. 有髄神経の髄鞘は高い導電性を示す。

1. a、b   2. a、e   3. b、c   4. c、d   5. d、e

◆キーワード

導電率　分散特性　有髄神経

◆解　説

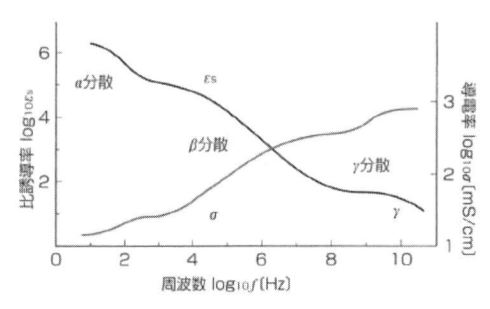

図のように生体組織は様々な要因により特異な周波数依存性を示す。(周波数により導電率、誘電率が変化)
0.1KHz以下ではα分散、数kHz～10数MHzではβ分散、20GHz付近ではγ分散という分散特性が見られる。

　α分散：イオン雰囲気、脂肪層と蛋白質層の層構造、イオン透過性が原因と考えられている。
　β分散：細胞の層状構造（細胞内外液層と細胞膜層）に起因する。
　γ分散：水分子の分極に起因する。
また導電率は組織の種類、血管や筋などの走行方向によっても異なる。
　代表的な生体組織の導電率は　血液＞神経＞臓器や筋＞脂肪＞骨　となる。

a. 水分子の分極はγ分散の要因。α分散は細胞膜表面のイオン雰囲気などが要因として考えられている。
b. β分散は細胞の層状構造に起因する。
c. 脂肪の導電率は筋肉よりも低い。（＝抵抗率が高い）
d. 筋の線維方向とその垂直方向とで電気特性や力学特性が異なる。
e. 髄鞘はシュワン細胞膜が幾重にも巻き付いてできる電気的な絶縁体である。有髄神経では髄鞘を跳び越えて活動電流が流れるため伝導速度が速い。

[正解　3]

<文　献>

中島章夫ほか　編：臨床工学講座　生体物性・医用材料工学. 医歯薬出版. 2010. P20～P33

◆過去5年間に出題された関連問題

[23回-午前-問題85]　[23回-午後-問題85]　[25回-午前-問題85]
[26回-午前-問題85]　[27回-午前-問題85]

[28回-午前-問題86] 放射線が同じ線量で生体に吸収されたとき、影響が最も大きいのはどれか。

(生体物性材料工学)

1. X線
2. α線
3. γ線
4. 電子線
5. 陽子線

◆キーワード

吸収線量　等価線量　放射線荷重係数

◆解　説

　吸収線量は物質1kg当たりに吸収される放射線エネルギー量であり、単位はGy（グレイ）［＝J/kg］で表される。同じ吸収線量であっても放射線の種類（線質）によって生体への影響が異なるため、線質の影響を考慮した等価線量（単位　Sv（シーベルト））が用いられている。等価線量は吸収線量に対して放射線荷重係数（線質の影響）を乗じて求められるため、同じエネルギーの放射線が吸収されても放射線荷重係数が高ければ生体への影響が大きいということになる。

表　放射線の種類（線質）と放射線荷重係数

線質	実体粒子	放射線荷重係数
α線	ヘリウムの原子核	20
β線、電子線	電子	1
γ線、X線	電磁波（光子）	1
陽子線	陽子	5
中性子線	中性子	5〜20

［正解　2］

＜文　献＞

　中島章夫ほか　編：臨床工学講座　生体物性・医用材料工学. 医歯薬出版. 2010. P74〜P76

◆過去5年間に出題された関連問題

　［26回-午後-問題86］　［27回-午前-問題87］

[28回-午前-問題87] 比熱が最も小さいのはどれか。(生体物性材料工学)
1. 脂　肪
2. 肝　臓
3. 筋　肉
4. 血　漿
5. 脳

◆キーワード

比熱

◆解　説

比熱は物質 1kg を 1K 上昇させるのに必要なエネルギーであり、SI 単位系では J/(kg・K) で表される。生体組織においては水分量の少ない脂肪や骨の比熱は低く、水分量の多い（血漿や組織液が多い）組織は水の比熱に近い値となる。

表　生体組織のおおよその比熱

組織	比熱 (J/(kg・K))
脂肪・骨	1.0×10^3
筋肉	3.6×10^3
水	4.2×10^3

[正解　1]

<文　献>
篠原一彦ほか　編：臨床工学講座　医用機器安全管理学第2版. 医歯薬出版. 2015. P20～P22
日本生体医工学会ME技術教育委員会　監：MEの基礎知識と安全管理改訂第6版. 南江堂. 2014. P51

◆過去5年間に出題された関連問題
[26回-午前-問題87]

[28回-午前-問題88] 表面接触機器の生物学的安全性試験で正しいのはどれか。（生体物性材料工学）

a. 血液適合性試験
b. 埋植試験
c. 細胞毒性試験
d. 感作性試験
e. 発がん性試験

1. a、b　2. a、e　3. b、c　4. c、d　5. d、e

◆キーワード

JIST0993-1　生物学的安全性試験

◆解　説

　JIST0993-1:2012　医療機器の生物学的評価－第1部：リスクマネジメントプロセスにおける評価及び試験－附属書A　生物学的評価試験（念頭におくべき評価試験）において、細胞毒性試験および感作性試験はカテゴリ、接触部位、接触時間を問わず、必ず念頭におくべき試験となっている（下図参照）。

医療機器のカテゴリ			生物学的作用						
身体接触の性質		接触時間 A－一時的（24時間以内） B－短・中期的（24時間超え30日以内） C－長期的（永久）（30日を超える）	細胞毒性	感作性	刺激性又は皮内反応	全身毒性（急性）	亜急性毒性（亜慢性毒性）	遺伝毒性	埋植	血液適合性
カテゴリ	接触部位								
表面接触機器	皮膚	A	○	○	○					
		B	○	○	○					
		C	○	○	○					
	粘膜	A	○	○	○					
		B	○	○	○					
		C	○	○	○	○	○			
	損傷表面	A	○	○	○					
		B	○	○	○					
		C	○	○	○	○	○			

　また状況に応じて、慢性毒性、発癌性、生体内分解性、トキシコキネティクス、免疫毒性、生殖/発生毒性およびその他の臓器に特異的な毒性についての評価も考慮する。

[正解　4]

＜文　献＞

中島章夫ほか　編：臨床工学講座　生体物性・医用材料工学．医歯薬出版．2010．P209
日本規格協会：JISハンドブック医療機器Ⅱ．日本規格協会．2013．P32

◆過去5年間に出題された関連問題

[23回-午前-問題88]　[23回-午後-問題89]　[24回-午前-問題88]
[25回-午後-問題88]　[26回-午前-問題89]　[27回-午後-問題88]

> [28回-午前-問題89] カテーテル本体の材料で**ない**のはどれか。（生体物性材料工学）
> 1. ポリ塩化ビニル
> 2. ポリテトラフルオロエチレン
> 3. ポリカーボネート
> 4. ポリウレタン
> 5. ポリジメチルシロキサン

◆キーワード

カテーテル　高分子材料

◆解　説

　カテーテルとは医療で用いられる中空で柔軟性のある管（チューブ）のことである。問題文では"カテーテル本体の材料"とあるため管の素材のみで接続部の素材等は考慮しないものとする。

1. ポリ塩化ビニル（PVC）：可塑剤を添加することで軟質性を持たせることができる。安価でもあるため様々なチューブ、バッグ類などに用いられている。
2. ポリテトラフルオロエチレン（PTFE）：テフロン®とも呼ばれる。耐熱性、耐薬品性などに優れた材料であり、GORE-TEX®など延伸性ポリテトラフルオロエチレンは人工血管の材料としても用いられる。
3. ポリカーボネート（PC）：ダイアライザや人工肺などのハウジング材料で用いられる透明性・耐衝撃性などに優れた材料である。比較的硬度が高く柔軟性に乏しい。
4. ポリウレタン（PU）：柔軟性を持たせたポリウレタンはIABPバルーンや拍動型人工心臓など比較的長時間使用されるチューブ類、人工血管で用いられる。硬化型のポリウレタンはダイアライザの中空糸膜固定材などとして利用されている。
5. ポリジメチルシロキサン：分子量を調整することでゴム状にすることができるためチューブ類で用いられる。また人工膜材質に利用されている。Si原子を含む高分子化合物であり、シリコーン樹脂とも呼ばれる。

[正解　3]

<文　献>

中島章夫ほか　編：臨床工学講座　生体物性・医用材料工学．医歯薬出版．2010．P153〜P165

◆過去5年間に出題された関連問題

　該当なし

[28回-午前-問題90] ポリメタクリル酸メチル（アクリル樹脂）はどれか。（生体物性材料工学）

1. $\begin{bmatrix} H_2 \\ C-CH \\ | \\ Cl \end{bmatrix}_n$

2. $\begin{bmatrix} H_2 & CH_3 \\ C-C \\ | \\ C=O \\ | \\ O \\ | \\ CH_3 \end{bmatrix}_n$

3. $\begin{bmatrix} H_2 \\ C-CH_2 \end{bmatrix}_n$

4. $\begin{bmatrix} H_2 \\ HC-C \\ | \\ OH \end{bmatrix}_n$

5. $\begin{bmatrix} O \\ | \\ Si \\ / \ \backslash \\ CH_3 \ CH_3 \end{bmatrix}_n$

◆キーワード

ポリメタクリル酸メチル　アクリル樹脂　高分子材料

◆解　説

ポリメタクリル酸メチル（ポリメチルメタクリレート、PMMA）は一般的にメタクリル樹脂またはアクリル樹脂とも呼ばれる。メタクリル酸（アクリル酸［$CH_2=CHCOOH$］の水素1個がメチル基［CH_3］に置換されたもの）とメチルアルコールがエステル結合した化合物であり、透明度も高いことからコンタクトレンズ、眼内レンズに利用されるほか、透析膜材質としても用いられている。

1. ポリ塩化ビニル（PVC）
2. ポリメタクリル酸メチル（PMMA）
3. ポリエチレン（PE）
4. ポリビニルアルコール（PVA）
5. ポリジメチルシロキサン

［正解　2］

<文　献>

中島章夫ほか　編：臨床工学講座　生体物性・医用材料工学．医歯薬出版．2010．P156～P165

◆過去5年間に出題された関連問題

［25回-午後-問題90］

第 28 回臨床工学技士国家試験

午後問題解説

[28回-午後-問題1] 一次予防で正しい組合せはどれか。（医学概論）
1. 腎不全 ——— 透析療法
2. 高血圧 ——— 降圧剤投与
3. 脳卒中 ——— 過労の防止
4. 心筋梗塞 ——— 心電図検査
5. 骨　折 ——— リハビリテーション

◆キーワード

予防医学　一次予防　二次予防　三次予防

◆解　説

　一次予防は健康増進や健康教育を目的とし減塩指導、予防接種、健康教育、上水道の塩素消毒などがこれにあたる。

　二次予防は主に疾病の早期発見と早期治療を目的とし、胃がん検診、集団検診などがこれにあたる。一般的に検診は全て二次予防にあたる。

　三次予防は社会復帰を目指したリハビリテーションを主な目的とし、デイサービス、リハビリテーションなどがこれにあたる。

1. 予防ではない。腎不全を発症しないためにも一次予防が大切となる。
2. 予防ではない。高血圧を発症しないためにも一次予防が大切となる。
3. 一次予防
4. 二次予防
5. 三次予防

[正解　3]

＜文　献＞

　小野哲章ほか　編：臨床工学技士標準テキスト．金原出版．2014．P9

◆過去5年間に出題された関連問題

　該当なし

[28回-午後-問題2] DNAを構成する塩基で**ない**のはどれか。(医学概論)
1. アデニン
2. チミン
3. グアニン
4. シトシン
5. キサンチン

◆キーワード

核酸　DNA　塩基

◆解　説

　DNAの構造として2本のポリヌクレオチドは水素結合によって結合し、らせん状の構造を形成する。水素結合する塩基ペアとしては必ずアデニン (A) とチミン (T)、シトシン (C) とグアニン (G) となる。

5. DNAはプリン体、ヒポキサンチン、キサンチンを経て尿酸となり尿にて排泄される。

[正解　5]

<文　献>

　小野哲章ほか　編：臨床工学技士標準テキスト第2版増補．金原出版．2014．P70

◆過去5年間に出題された関連問題

　該当なし

[28回-午後-問題3] 内因性の神経伝達物質で**ない**のはどれか。（医学概論）
1．アセチルコリン
2．ドパミン
3．L-グルタミン酸
4．ノルアドレナリン
5．アンフェタミン

◆キーワード

神経伝達物質　シナプス

◆解　説

　神経接合部（シナプス）は神経伝達物質を放出することで次の神経細胞を興奮させ伝達が行われる。神経伝達物質はシナプス小胞に蓄えられており、交感神経のアセチルコリンや副交感神経のノルアドレナリンが知られている。

1. 副交感神経の伝達物質である。
2. 交感神経の伝達物質である。
3. 脳に広く分布しており主要な興奮性伝達物質である。
4. 交感神経の伝達物質である。
5. 交換神経刺激作用と中枢興奮作用を発現する、覚せい剤に指定されている。

[正解　5]

＜文　献＞

小野哲章ほか　編：臨床工学技士標準テキスト第2版増補．金原出版．2014．P46〜P47
大鹿英世ほか　編：系統看護学講座　薬理学．医学書院．2013．P142

◆過去5年間に出題された関連問題

　該当なし

[28回-午後-問題4] 物理的原因による障害のうちDNA損傷を伴うことが多いのはどれか。(医学概論)
a. 放射線
b. 紫外線
c. 高温
d. 気圧変動
e. 電気

1. a、b   2. a、e   3. b、c   4. c、d   5. d、e

◆キーワード
DNA損傷　UVc

◆解　説
　放射線の作用には電離作用や励起作用により分解や修飾反応が生じる直接作用と、水の放射線分解によって生じたラジカル反応が生じる間接作用でDNAが損傷する。また、DNAは紫外線（波長：10〜400nm）の光を強く吸収し、特にUVc（波長：180〜280nm）は細胞に致死的影響を与える。

c. 94℃付近でDNA分裂に影響がある。ポリメラーゼ連鎖反応（PCR）。
d. DNAは圧力変化の影響が少ない。
e. DNAは水溶液中ではマイナスに帯電しており、電気を流すとプラス側に流れる。

[正解　1]

<文　献>
　村林　俊　編：臨床工学技士のための生体物性. コロナ社. 2012. P92〜P94、P103〜P104

◆過去5年間に出題された関連問題
　[26回-午前-問題5]

[28回-午後-問題5] 血清の測定値の基準値で正しいのはどれか。（医学概論）
1. Na^+ ：128mEq/L
2. K^+ ：3.0mEq/L
3. Ca ：5.0mg/dL
4. P ：5.0mg/dL
5. HCO_3^- ：24mEq/L

◆キーワード

細胞外液　電解質

◆解　説

　血清に存在する電解質はイオン化しているものと蛋白などと結合して存在しているものがある。一般的にイオン化しているもはmEq/Lの単位を使用し、イオン化だけではなく結合して存在しているものはmg/dLの単位を用いて表記する。

1. Na^+基準値：135〜145mEq/L
2. K^+基準値：3.5〜5.0mEq/L
3. Ca 基準値：9〜11mg/dL
4. P 基準値：2.5〜4.5mg/dL
5. HCO_3^-基準値：22〜26mEq/L

［正解　5］

＜文　献＞

　小野哲章ほか　編：臨床工学技士標準テキスト第2版増補．金原出版．2014．P26

◆過去5年間に出題された関連問題

　［27回-午前-問題8］

[28回-午後-問題6] **誤っている**のはどれか。(医学概論)
1. 横隔膜は吸気時に収縮する。
2. 上腕三頭筋は伸筋である。
3. 胸鎖乳突筋は身体の長軸に対し斜走する。
4. 僧帽筋は菱形をしている。
5. 三角筋は殿部にある。

◆キーワード

骨格筋

◆解 説

　上肢帯の筋には三角筋、棘上筋、棘下筋、小円筋、大円筋、肩甲下筋がある。

1. 体幹の筋である。胸腔と腹腔を境する呼吸筋。
2. 上腕の屈筋群である。伸展させる。
3. 頸部の筋である。斜頸の原因筋。
4. 背部浅層の筋である。肩、上腕骨を動かす。

[正解　5]

<文　献>
　小野哲章ほか　編：臨床工学技士標準テキスト第2版増補．金原出版．2014．P19〜P21

◆過去5年間に出題された関連問題

　該当なし

[２８回－午後－問題７] 抗トロンビン作用による凝固阻止剤はどれか。（医学概論）
1．EDTA
2．ヘパリン
3．ワルファリン
4．シュウ酸ナトリウム
5．クエン酸ナトリウム

◆キーワード

抗凝固剤

◆解 説

　　血液凝固は血小板が関与する一次止血と凝固因子が関係する二次止血があり、二次止血には様々な凝固因子が連続的に反応（カスケード反応）して血液凝固させる。最終的には活性化されたトロンボプラスチンがプロトロンビンに作用してこれをトロンビンに変化させ、これがフィブリノーゲンに作用しフィブリンとなり血液凝固が完成する。

1. 血液凝固の重要因子であるカルシウムイオンをキレートすることで血液凝固抑制する。
2. 肝臓から産出されるヘパリンでアンチトロンビンⅢを活性化させることでトロンビン作用を抑制する。
3. プロトロンビンの生成に必要なビタミンKの作用を阻害する。
4. カルシウムイオンをキレートする。
5. カルシウムイオンをキレートする。

［正解　2］

＜文　献＞

　　小野哲章ほか　編：臨床工学技士標準テキスト第2版増補．金原出版．2014．P23〜P25、P118、P269

◆過去５年間に出題された関連問題

　　［２３回－午後－問題５］　　［２６回－午後－問題７］

[２８回－午後－問題８] 腎臓について**誤っている**のはどれか。（医学概論）
1．右腎は左腎よりも下方にある。
2．腎動脈は腎門から入る。
3．腎小体は糸球体とボーマン嚢からなる。
4．腎小体は髄質に存在する。
5．腎小体とそれに続く尿細管を合わせてネフロンという。

◆キーワード

糸球体　ボーマン嚢　尿細管

◆解　説

　腎臓は腹腔後壁の上部に左右一対あって、そら豆の形をした、長さ約10cm、重さ約100g～130gの実質臓器である。第12胸椎から第3腰椎の高さに位置するが、右腎は左腎に比べや低位置にある。腎小体は血液を濾過する糸球体とそれを包むボーマン嚢で形成され、ネフロンは腎小体と尿細管で形成され片方の腎臓に100万個存在する。

2．腎門は前から腎静脈／腎動脈／尿管が出入りする。
4．腎小体は皮質側に位置する。尿細管の一部は髄質側に位置する。

［正解　4］

<文　献>

　小野哲章ほか　編：臨床工学技士標準テキスト第2版増補．金原出版．2014．P42～P45

◆**過去5年間に出題された関連問題**

　［２５回－午前－問題７］

[２８回－午後－問題９] 正しいのはどれか。(医学概論)
1．肝臓の栄養血管は門脈である。
2．肝静脈は胃腸からの血液を肝臓に運ぶ。
3．胆管は胆汁を空腸に運ぶ。
4．肝小葉の中で肝細胞は放射状に配列している。
5．肝細胞はブドウ糖からアルブミンを作る。

◆キーワード

胆管　門脈　肝動脈

◆解　説

　肝臓の機能として糖代謝・脂質代謝・たんぱく質合成・核酸代謝などの物質代謝や、胆汁の生成と分泌、解毒排泄作用、ビタミンやフェリチンや血液貯蔵の働きがあり、代謝の過程で発生する熱は体温調節に役立っている。

1. 小腸から吸収された栄養分は門脈を経て肝臓に運ばれる。肝臓の栄養血管は肝動脈である。
2. 肝静脈は肝臓の後上面から出て、下大静脈に注がれる。
3. 胆汁は肝臓から分泌され胆管を経ていったん胆嚢に蓄えられ、十二指腸に送り出される。
5. 肝細胞はブドウ糖をグリコーゲンとして蓄える。またアミノ酸からアルブミン等が作られる。

[正解　4]

<文　献>

　小野哲章ほか　編：臨床工学技士標準テキスト第２版増補．金原出版．2014．P40～P42

◆過去５年間に出題された関連問題

　　[２７回－午後－問題９]

[28回-午後-問題10] 創傷治癒について正しいのはどれか。(臨床医学総論)
1. 手術で縫合された創の治癒形式は二次治癒と呼ぶ。
2. 壊死した皮膚はできるだけ温存する。
3. 抗がん剤投与は創傷治癒を促進させる。
4. 創面は乾燥させた方が治癒しやすい。
5. 血糖管理の不良な糖尿病患者では創傷治癒が遅延する。

◆キーワード

創傷治癒

◆解　説

　創傷とは、何らかの原因により身体の組織に物理的な損傷が加わった状態ことである。創とは、体表面に開放した損傷（例；挫創、切創）のことであり、傷とは、非開放性の損傷（例；打撲傷、皮下出血）のことである。治癒過程は、浸出（炎症）期、増殖期、成熟（瘢痕）期に分けられる。

　また、治癒形式は、感染のおそれのない創で、縫合により線条の瘢痕を残すのみで治癒する一次治癒（手術創などの正しく縫合された切創）、組織の欠損が大きい場合、または感染のおそれがある場合は、縫合しないで開放創のまま治癒する二次治癒（大量の肉芽組織を形成し瘢痕を残す）、感染のおそれがある場合、しばらく放置し、その後洗浄して感染のおそれがなくなってから縫合する三次治癒（遷延一次性治癒ともいう）に分けられる。

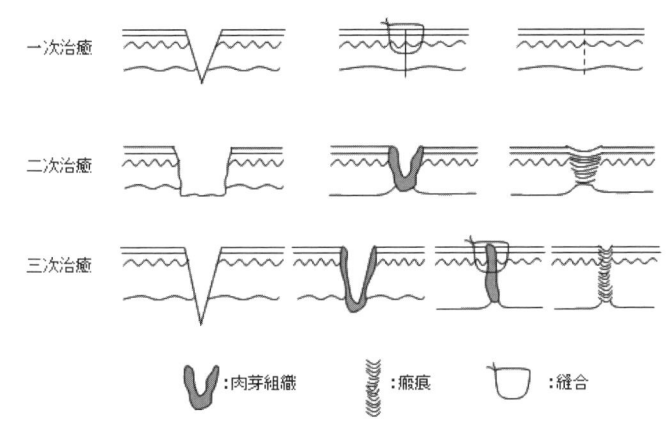

1. 手術で縫合された創の治癒形式は一次治癒と呼ぶ。
2. 汚染や感染のない皮膚欠損のある創傷の処理として、黒色の痂皮（壊死組織）は除去する。
3. 抗がん剤やステロイド薬は肉芽の活性化低下により創傷治癒が遅延する。
4. 創面の乾燥は表皮細胞の増殖を妨げ治癒を遷延させる。湿潤環境を保持するようにする。
5. 糖尿病患者では微小血管傷害による循環障害と易感染性により創傷治癒が遅延する。

[正解　5]

<文　献>

篠原一彦ほか　編：臨床工学講座　臨床医学総論．医歯薬出版．2012．P33～P35
長田博昭　編：コメディカルのための外科学総論．医学出版社．2007．P17～P25

◆過去5年間に出題された関連問題

　　[23回-午後-問題10]　　[24回-午後-問題4]　　[26回-午後-問題10]

[28回-午後-問題11] 慢性閉塞性肺疾患（COPD）について正しいのはどれか。（臨床医学総論）

a. 1秒率の低下
b. 残気量の減少
c. 気道抵抗の減少
d. 換気血流比不均等分布の増加
e. 最大換気量の減少

1. a、b、c   2. a、b、e   3. a、d、e   4. b、c、d   5. c、d、e

◆キーワード

慢性閉塞性肺疾患　一秒率　気道抵抗

◆解説

　COPDはタバコ煙を主とする有害物質を長期に吸入曝露することで生じた肺の炎症性疾患である。呼吸機能検査で正常に復すことのない気流閉塞を示し、肺胞の破壊と気道病変による気道閉塞をきたす。90％以上はタバコの煙が原因で発症し、閉塞性換気障害をきたす。

a. 一秒率（$FEV_{1.0}\%$）とは、努力肺活量（FVC）に対する一秒量（$FEV_{1.0}$）の比率を百分比（％）で表したもので、COPDなどの閉塞性換気障害では低下する。
b. 気道閉塞、エアトラッピング（空気のとらえこみ）によりガスが肺内に蓄積する。結果として残気量は増加する。
c. 気道の閉塞により気道抵抗は増大する。
d. 換気血流比とは、ある肺領域における換気と血流のバランスを表す指標で、単位時間あたりの血流量対換気量の比率で表す。換気血流が1前後の値を示すとき肺全体においてもっともガス交換の効率が良い。換気血流比が1より大きい（単位時間あたりの換気量に対して血流が非常に少ない）領域や換気血流比が1より小さい（単位時間あたりの血流量に対して換気が非常に少ない）領域が多いことを換気血流比不均等分布の増加という。COPDでは破壊された肺胞に囲まれた肺毛細血管が圧迫されて血流が減少する領域や、末梢気道の閉塞により換気が障害される領域が増加することにより換気血流比不均等分布の増加がおこる。
e. 気道閉塞による努力肺活量の低下などにより最大換気量は減少する。

［正解　3］

＜文献＞

　篠原一彦ほか　編：臨床工学講座　臨床医学総論．医歯薬出版．2012．P56〜P59
　矢崎義雄　編：内科学第10版．朝倉書店．2013．P769〜P776

◆過去5年間に出題された関連問題

　［24回-午後-問題11］　［26回-午前-問題12］　［27回-午後-問題11］

[28回-午後-問題12] 肺血栓塞栓症について正しいのはどれか。（臨床医学総論）

a. 男性に多発する。
b. 青年層に多発する。
c. 肺動脈圧が上昇する。
d. 低酸素血症を呈する。
e. 深部静脈血栓症に続発する。

1. a、b、c　　2. a、b、e　　3. a、d、e　　4. b、c、d　　5. c、d、e

◆キーワード

肺血栓塞栓症　深部静脈血栓症　低酸素血症

◆解　説

　肺血栓症と肺塞栓症をまとめて肺血栓塞栓症という。肺血栓症とは肺動脈内に血栓が形成された場合で、肺塞栓症とは肺外の静脈に形成された血栓や異物や脂肪、腫瘍組織などが血流に乗って肺に運ばれ塞栓となって肺動脈を閉塞する場合である。閉塞した血管の末梢が壊死したときは肺梗塞という。

a. 明らかな男女差はない。
b. 10～80歳まで幅広く分布する。
c. 血栓や塞栓が肺動脈を閉塞することにより肺動脈圧は上昇する。
d. 肺動脈が閉塞することにより肺血流が途絶え、肺におけるガス交換が行われず、低酸素血症に陥る。
e. 肺血栓塞栓症のもっとも多い原因は深部静脈血栓症である。

[正解　5]

<文　献>

篠原一彦ほか　編：臨床工学講座　臨床医学総論. 医歯薬出版. 2012. P94、P128～P129
黒川　清ほか　編：内科学第2版. 文光堂. 2003. P276～P277

◆過去5年間に出題された関連問題

　[23回-午前-問題13]

[２８回－午後－問題１３] 大動脈瘤の原因で最も多いのはどれか。(臨床医学総論)
1．梅　毒
2．外　傷
3．マルファン症候群
4．動脈硬化
5．大動脈炎

◆キーワード

大動脈瘤　動脈硬化

◆解　説

　大動脈瘤とは、大動脈壁の一部が動脈硬化や外傷などで脆弱化し、その部分が正常径の 1.5 倍以上に拡張して腫瘤状になった状態である。大動脈全体の約 1/3 を胸部大動脈瘤、約 2/3 を腹部大動脈瘤が占める。原因として、最も多いのは動脈硬化で腹部大動脈瘤の約 90%に関連するといわれている。60~70 歳代の男性に多く、紡錘型の形状を取ることが多い。その他の原因として、感染性（梅毒など）、外傷、先天性疾患（マルファン症候群、エーラース・ダンロス症候群など）、血管炎（大動脈炎症候群、巨細胞性動脈炎など）があげられる。

［正解　4］

<文　献>

　篠原一彦ほか　編：臨床工学講座　臨床医学総論．医歯薬出版．2012．P90〜P91、P118〜P123
　森　浩　編：循環器疾患ビジュアルブック．学研メディカル秀潤社．2010．P246〜P249

◆過去５年間に出題された関連問題

　［２４回－午後－問題１２］　　［２６回－午後－問題１２］

[28回-午後-問題14] 褐色細胞腫の症状で**ない**のはどれか。（臨床医学総論）
1. 発 汗
2. 下 痢
3. 動 悸
4. 体重減少
5. 頭 痛

◆キーワード

副腎髄質　カテコラミン　二次性高血圧

◆解 説

　副腎髄質や傍神経節に発生する腫瘍で、多くは良性腫瘍だが、約10%は悪性腫瘍である。カテコラミン過剰分泌により高血圧、動悸、発汗過多頭痛、顔面蒼白、振戦、悪心、便秘、体重減少、胸痛など多彩な症状を示すが、必ずしも本疾患に特有ではない。

2. カテコラミン過剰により便秘をきたす。

[正解　2]

<文 献>
　篠原一彦ほか　編：臨床工学講座. 臨床医学総論. 医歯薬出版. 2012. P143～P144
　難病情報センター：難治性疾患研究班情報（研究奨励分野）http://www.nanbyou.or.jp/2011_pdf/s175.pdf

◆過去5年間に出題された関連問題

　該当なし

[28回-午後-問題15] パーキンソン病の症状はどれか。（臨床医学総論）
a. 無動
b. 動作時振戦
c. 眼振
d. 筋固縮
e. 仮面様顔貌

1. a、b、c   2. a、b、e   3. a、d、e   4. b、c、d   5. c、d、e

◆キーワード

中脳　ドーパミン

◆解説

　パーキンソン病は中脳のドーパミン細胞の減少により起こる疾患である。その原因については、現在はドーパミン神経細胞の中にαシヌクレインというタンパク質が凝集して蓄積し、ドーパミン神経細胞が減少すると考えられている。ドーパミン細胞の減少により、ふるえ（振戦）、筋強剛（筋固縮）、随意運動減少：寡動・無動、仮面様顔貌、動作緩慢、小刻み歩行、突進現象、姿勢保持障害（転びやすいこと）等の症状をきたす。

b. いつとなしに手がふるえ、動作をすると消失する安静時振戦を呈する。動作時振戦（企図振戦）は小脳求心路ないし遠心路の障害の際に認める。
c. 眼振はめまいや運動失調症などの際に認め、パーキンソン病には特に認めない。

[正解　3]

<文献>
篠原一彦ほか　編：臨床工学講座　臨床医学総論．医歯薬出版．2012．P220
難病情報センター：パーキンソン病 http://www.nanbyou.or.jp/entry/169

◆過去5年間に出題された関連問題
該当なし

[２８回－午後－問題１６] 細菌感染症はどれか。（臨床医学総論）
a. 破傷風
b. 流行性耳下腺炎
c. 麻疹
d. カンジダ症
e. ジフテリア

1. a、b　　2. a、e　　3. b、c　　4. c、d　　5. d、e

◆キーワード

細菌感染症　院内感染　日和見感染

◆解説

ヒトの病原体になりうる微生物には細菌、真菌、ウィルスなどがある。市中感染をひきおこす病原体は一般にビルレンス（病原性の程度）が高い細菌やウィルスの比率が高く、院内感染は院内には易感染者（免疫能が低下した人）が多いために弱毒性の病原体による感染症の比率が高い。弱毒性の病原体には、弱毒菌、真菌などが含まれる。

a. 病原体は細菌（破傷風菌）である。クロストリジウム属の偏性嫌気性菌グラム陽性桿菌で、芽胞形成菌である。破傷風は、初期には口周囲のこわばりがみられ、それが広がって全身性テタヌスをきたすことがある。典型例では後弓反張がみられる。
b. 病原体はムンプスウィルスである。ムンプスウィルスはパラミクソウィルス科のエンベロープを持つ１本鎖RNAウィルスである。流行性耳下腺炎は一般に「おたふくかぜ」とよばれ、感染経路は感染者の気道分泌物による飛沫感染である。偏側または両側の唾液腺が痛みを伴って腫脹する。
c. 病原体は麻しんウィルスである。ムンプスウィルスと同じくパラミクソウィルス科に属する。一般に「はしか」とよばれ、感染経路は感染者の鼻咽腔分泌物の飛沫感染あるいは飛沫核感染である。発熱、咳、カタル症状を示す。口腔内頬粘膜のコプリック斑の出現が特徴的である。
d. 病原体はカンジダ属に属する真菌（カンジダ）である。ヒトの口腔、消化管、膣、皮膚に常在する。日和見感染の原因となる。カンジダ症は典型的な内因感染（体内に常在する微生物などによる感染）による日和見感染である。
e. 病原体は細菌（ジフテリア菌）である。コリネバクテリウム属の通性嫌気性グラム陽性桿菌である。保菌者からの飛沫感染により伝染する。鼻、咽頭、喉頭の粘膜表面の偽膜形成が特徴である。

[正解　2]

<文献>

藤本秀士　編：わかる！身につく！病原体・感染・免疫　改訂２版．南山堂．2010．P205～206、P219～P220、P273～P274、P319～P320

◆過去５年間に出題された関連問題

[２６回－午前－問題１６]　[２７回－午後－問題１６]

[２８回－午後－問題１７] 尿の通過障害を起こす疾患はどれか。(臨床医学総論)
 a. 嚢胞腎
 b. 腎梗塞
 c. 尿管結石
 d. 前立腺肥大症
 e. IgA 腎症

  1. a、b　2. a、e　3. b、c　4. c、d　5. d、e

◆キーワード

尿路系結石　尿路系腫瘍　前立腺肥大

◆解　説

　尿の通過障害は腎後性腎不全に該当し、腎臓での尿生成には異常は無く、腎盂から外尿道口までの尿路下流系での通過障害によるものである。尿路系結石、尿路系腫瘍（尿管癌など）、その他の腹部腫瘍（癌転移などによるリンパ節腫大も含む）、前立腺肥大などによって生じる。嚢胞腎、腎梗塞、IgA 腎症などの腎実質障害では腎臓での尿生成に異常を生じるも、尿通過障害はきたさない。水腎症は尿の通過障害に続発する二次性病変である。

d. 前立腺外腺に好発する前立腺癌は、前立腺内腺に好発する前立腺肥大症に比べ、尿路閉塞症状は起こしにくい。

[正解　4]

＜文　献＞

　篠原一彦ほか　編：臨床工学講座　臨床医学総論. 医歯薬出版. 2012. P179～P181
　伊藤　進ほか　編著：コメディカルのための内科学. 医学出版社. 2006. P328

◆過去５年間に出題された関連問題

　［２４回－午前－問題１８］　［２６回－午前－問題１８］　［２７回－午前－問題１７］

[28回-午後-問題18] 肝硬変にみられる徴候で**ない**のはどれか。(臨床医学総論)

1. 黄疸
2. 多毛
3. 手掌紅斑
4. 女性化乳房
5. くも状血管腫

◆キーワード

肝硬変　黄疸　くも状血管腫

◆解説

　肝硬変は主として肝炎ウイルスによるB型肝炎、C型肝炎が慢性化し、肝臓の小葉構造が破壊され肝臓の機能が著しく障害されることによって発症する。ウイルス性の他にアルコール性、自己免疫疾患（原発性胆汁性肝硬変：PBC）なども原因となる。肝硬変から肝癌が発生することも多いので注意が必要である。

　肝硬変の症状は、肝臓の正常の機能が損なわれた状態として発現する。その障害と症状を下記に示す。

肝硬変による障害	症状
アルブミンの産生低下	低タンパク血症、浮腫、腹水
血液凝固因子の産生低下	出血傾向（鼻出血、歯肉出血の持続など）
ビリルビンの胆管排泄能の低下	高ビリルビン血症（黄疸）
門脈圧の亢進	食道静脈瘤や他の側副血行路の形成
尿素合成能の低下	高アンモニア血症、肝性脳症
女性ホルモンの不活化の低下	女性化乳房、くも状血管腫、手掌紅斑

1. 肝臓で破壊された赤血球のヘモグロビンの代謝産物がビリルビンである。ビリルビンは肝細胞で作られ胆管に排泄される。その産生、排泄双方が傷害されるので著明な黄疸がみられる。
2. 多毛は主として、副腎での男性ホルモンの過剰産生によって発症する。肝硬変とは関係がない。
3. 男性でも少量の女性ホルモン（エストロゲンなど）が産生されるが、肝臓で不活化されている。肝硬変では不活化されない女性ホルモンの影響、特にその血管拡張作用によって手掌紅斑がおこる。
4. 血中に増加した女性ホルモンの影響で乳房が大きくなる。特に男性で顕著である。
5. 末梢の毛細血管の拡張がくも状血管腫である。

[正解　2]

<文献>

篠原一彦ほか　編：臨床工学講座　臨床医学総論．医歯薬出版．2012．P193
小野哲章ほか　編：臨床工学技士標準テキスト第2版増補．金原出版．2014．P600～P601

◆過去5年間に出題された関連問題

[23回-午前-問題17]　[23回-午後-問題17]　[25回-午後-問題18]
[26回-午前-問題19]

[28回−午後−問題19] 胃切除の既往のある患者で数年後に大球性貧血を認めた場合、考えられる疾患はどれか。（臨床医学総論）

1. 鉄欠乏性貧血
2. 巨赤芽球性貧血
3. 再生不良性貧血
4. 自己免疫性溶血性貧血
5. 骨髄異形成症候群

◆キーワード

巨赤芽球性貧血　ビタミン B_{12}　内因子

◆解　説

　胃切除と大球性貧血をキーワードとする貧血は巨赤芽球性貧血である。この貧血は赤血球のDNA合成阻害により発症し、赤血球が大きく鉄などの色素が正常なので大球性正色素性貧血とも呼ばれる。主な病因はビタミン B_{12} 欠乏と葉酸欠乏によるが、胃切除に関係するものはビタミン B_{12} 欠乏で悪性貧血ともいう。ビタミン B_{12} は摂取する肉類に多く含まれ、胃の壁細胞から分泌される内因子と結合して回腸末端から吸収される。胃を切除すると内因子が分泌されないため吸収が阻害されて欠乏に至る。ビタミン B_{12} は肝臓である程度貯蔵され、消費量も微量であるため胃切除から数年以上を経て発症することが多い。一方、葉酸欠乏の場合は偏食やアルコール多飲、妊娠などが原因となり、消費量が比較的多いので欠乏から数ヶ月で発症する。

1. 鉄の欠乏による。赤血球の大きさが小さく、鉄の色素も減少するため小球性低色素性貧血となる。
2. ビタミン B_{12} は、コバルトを含むことでも有名。シアノコバラミンとも呼ばれる。
3. 骨髄の血球産生能が低下することによる。白血球や血小板など他の血球成分全てが減少するのが特徴である。
4. 赤血球に対する自己抗体ができ、赤血球が破壊されるのが原因である。ビリルビン上昇を伴うことが多い。
5. 骨髄の血球分化の過程に異常を生じた病態。成熟赤血球の減少により貧血となる。しばしば白血病に移行する。

[正解　2]

＜文　献＞

　篠原一彦ほか　編：臨床工学講座．臨床医学総論．医歯薬出版．2012．P233～P238
　小野哲章ほか　編：臨床工学技士標準テキスト第2版．金原出版．2012．P604～P607

◆過去5年間に出題された関連問題

　該当なし

[28回−午後−問題20] パルスオキシメータで測定するのはどれか。(臨床医学総論)
1. 静脈血酸素分圧
2. 動脈血 pH
3. 動脈血二酸化炭素分圧
4. 動脈血酸素飽和度
5. 動脈血酸素分圧

◆キーワード

パルスオキシメータ　動脈血酸素飽和度

◆解　説

　パルスオキシメータは、動脈血酸素飽和度（SpO$_2$）を非侵襲的にモニタする生体計測装置である。指先、鼻、耳朶、新生児では手足にセンサを装着して、連続的に計測ができる。容積脈波の拍動成分より脈拍数の計測も可能である。

　赤色光（波長 660nm）と赤外光（波長 910nm）の2波長の光の吸光度がオキシヘモグロビンとデオキシヘモグロビンとでは異なることを利用し、動脈性の拍動成分だけを抽出して計測を行う。

1. 動脈性の拍動成分を抽出して、動脈血の酸素飽和度を計測する。
2. 採血を行い、血液ガス分析装置にてガラス電極を用いて計測する。
3. 採血を行い、血液ガス分析装置にてセバリングハウス電極を用いて計測する。
5. 採血を行い、血液ガス分析装置にてクラーク電極を用いて計測する。

[正解　4]

<文　献>

　小野哲章ほか　編：臨床工学技士標準テキスト第2版増補．金原出版．2015．P321〜P322、P453
　日本生体医工学会ME技術教育委員会　監：MEの基礎知識と安全管理改訂第6版．南江堂．2014．P210
　　〜P212

◆過去5年間に出題された関連問題

　　［24回−午後−問題63］　　［25回−午前−問題30］　　［26回−午前−問題64］
　　［27回−午後−問題29］

> **[28回−午後−問題21]** 集中治療室について正しいのはどれか。(臨床医学総論)
> 1. 集中治療室では臓器別に診療することが重要である。
> 2. 慢性疾患の終末期治療も積極的な対象となる。
> 3. 家族が強く希望した場合は入室の適応となる。
> 4. 医療事故に伴う死亡率は一般病床よりも高い。
> 5. 侵襲性のモニタリングは行わない。

◆キーワード

集中治療　生体情報モニタリング

◆解 説

　集中治療とは、急性に発生した重要臓器の機能不全に対し、臓器機能を集中的に監視・評価したうえで病態に応じた治療を行い、臓器機能を回復させることを目的とする。また、すでにある臓器障害の治療だけでなく、危険にさらされている臓器に対し、今後発生し得る障害を想定し、治療開始が遅れることのないよう監視することも重要である。

1. 冠疾患集中治療室 (CCU：coronary care unit) や呼吸器疾患集中治療室 (RCU：respiratory care unit) など1臓器に特化した集中治療室もあるが、既に存在する臓器障害だけでなく、将来発生する可能性の高い急性の臓器障害に対しての監視や治療も行い、全身状態の安定を図り、一般病棟へと復帰させる。
2. 外科手術後や急性に発生した重要臓器の機能不全を対象としている。ただし、高度な集中治療を行っても救命不能な状態により、終末期医療への転換を考慮せざるを得ない場合もある。
3. 集中治療には大量の医療資源と人的資源が必要であり、限られたベッド数の有効利用が必要である。よって、ICUの入退室は社会的理由と医学的適応により決定される。
4. もっとも重症度の高い病態を扱っており、行われる医療行為も複雑で密度が高いため、重篤な予後につながる事故が発生しやすい。ICUにおける医療事故のうち31.4%が死亡事故であるのに対し、一般病室では13.0%との報告がある。
5. 観血式血圧測定や心拍出量測定など侵襲的なモニタリングも必要とされる。

[正解　4]

<文　献>
　篠原一彦ほか　編：臨床工学講座　臨床医学総論. 医歯薬出版. 2012. P253〜P257
　小野哲章ほか　編：臨床工学技士標準テキスト第2版増補. 金原出版. 2015. P633〜P638

◆過去5年間に出題された関連問題
　[27回−午前−問題21]

[２８回－午後－問題２２] 空気感染するのはどれか。（臨床医学総論）
1．結 核
2．MRSA 感染症
3．A 型肝炎
4．コレラ
5．HIV 感染症

◆キーワード

空気感染　飛沫感染

◆解 説

病原体の感染経路はおおまかに次の様に分類される。
(1) 空気感染：直径５μm 未満の浮遊する病原体によって伝搬するもの。乾燥に比較的強いものが多く浮遊する病原体を吸引することで感染する。飛距離は感染源から数m以上に達する。飛沫核感染、塵芥感染とも呼ばれ、水痘ウイルス（帯状疱疹ウイルス）、麻疹ウイルス、結核菌が特に有名である。
(2) 飛沫感染：咳などで放出される細かな水滴状の飛沫（直径５μm 以上）によって伝搬するもの。飛沫の到達する数m以内で、病原体を吸引することで感染する。インフルエンザウイルスや風疹ウイルス、マイコプラズマ、溶連菌などその種類は多い。
(3) 接触感染：直接的にヒトとヒトや、間接的に物などを介して接触することで病原体が伝搬するもの。トラコーマや伝染性膿痂疹をはじめ梅毒や淋病など多くの性病も含まれる。
(4) 血液感染：B型、C型肝炎など性交渉や輸血などが原因となるもの。母子感染もこれに含まれる。
(5) 経口感染：飲料水や食物などを介するもの。コレラやA型肝炎ウイルスをはじめ多くの食中毒菌がこれに含まれる。

その他、ダニによる皮膚感染や、小生物を介するベクター感染（蚊を介するマラリアなど）も挙げられる。

1．結核菌は空気感染をする代表的な病原体である。
2．抗生物質に抵抗を示す黄色ブドウ球菌。院内感染で問題となる。多くは医療従事者を介する接触感染による。
3．汚染された飲料水を飲むことで発症する。典型的な経口感染のウイルスである。
4．汚染された飲料水を飲むことで発症する。現在も、井戸水を利用する熱帯地域では多発する。
5．AIDS を発症させるウイルスで、多くは性交渉による血液感染。接触感染や母子感染も指摘されている。

[正解　1]

<文 献>

医療情報科学研究所　編：病気がみえる Vol.6 免疫・膠原病・感染症．メディックメディア．2009．P114

◆過去５年間に出題された関連問題

[２３回－午後－問題１１]　[２５回－午前－問題１１]　[２５回－午後－問題１８]

[28回-午後-問題23] 肺血栓塞栓症の診断で正しいのはどれか。（臨床医学総論）
a. 心電図変化は認められない。
b. $P_{ET}CO_2$ は上昇する。
c. 心エコー検査では左心室負荷所見を認める。
d. 胸部造影 CT 所見が診断に役立つ。
e. 肺血流シンチグラムで血流欠損像を認める。

1. a、b　2. a、e　3. b、c　4. c、d　5. d、e

◆キーワード

深部静脈血栓症　肺血栓塞栓症

◆解　説

　肺血栓塞栓症は下肢の深部静脈血栓症に続発し、重篤なものでは急性死に至ることもある。手術後の長期臥床や飛行機での長時間の座位が原因となる（ロングフライト症候群）。

　下肢静脈に形成された血栓が肺動脈に移動し塞栓が生じると、塞栓部位から末梢の肺胞への血流が途絶え、換気血流比不均等分布による低酸素血症となり、呼吸困難、胸痛、チアノーゼなどが起こる。広範に塞栓が発生した場合、急激な胸痛と呼吸困難とともに、ショック状態に至り、意識障害がおこる。

　急性期は $PaCO_2$ 低下を伴う低酸素血症となり、A-aDO$_2$ の開大を示す。肺動脈の血流障害により肺動脈圧の上昇、右室圧の上昇、右室不全を呈すると、心電図では右軸偏位や肺性 P などが認められる。肺血流シンチグラムでは肺血流の欠損所見および肺動脈造影（胸部造影 CT、右心カテーテル）において血管の閉塞像などが認められる。

　ショックを伴う症例には、迅速な循環管理が必要で、カテコラミンの持続投与や経皮的心肺補助法 PCPS も用いられる。自発呼吸の無い場合には、人工呼吸管理を行う。血栓に対しては、血栓溶解薬（ウロキナーゼ）を用いるか、外科的な血栓摘出術が施行される。

1. 右心不全による右軸偏位や肺性 P などが認められる。
2. 急性期には過呼吸による $PaCO_2$ 低下を示すため、$P_{ET}CO_2$ は低下する。
3. 肺血流の低下、右心不全により左室前負荷は低下する。
4. 肺動脈内造影欠損や肺動脈主幹部拡張所見を認める。

［正解　5］

＜文　献＞

篠原一彦ほか　編：臨床工学講座　臨床医学総論. 医歯薬出版. 2012. P94、P128～P129
小野哲章ほか　編：臨床工学技士標準テキスト第2版増補. 金原出版. 2015. P534～P535

◆過去5年間に出題された関連問題

［23回-午前-問題11］　［23回-午前-問題13］

[28回-午後-問題24] Ⅰ型アレルギー（即時型アレルギー）に分類される疾患はどれか。

(臨床医学総論)

1. バセドウ病
2. 気管支喘息
3. 接触性皮膚炎
4. 自己免疫性溶血性貧血
5. 全身性エリテマトーデス

◆キーワード

Ⅰ型アレルギー　気管支喘息

◆解説

アレルギー疾患の分類は免疫反応の分類でもある。そのような観点から、次のⅠ型からⅤ型アレルギーに分類される。

Ⅰ型アレルギー：抗原（細菌や異物）に対するIgEが産生され組織中の肥満細胞に結合すると、肥満細胞からヒスタミンやロイコトリエンなどが放出される。これらの物質は血管の透過性を亢進させ、好中球やマクロファージが血管から組織に遊走して抗原を食食、処理する。発症が早いのが特徴で、気管支喘息、アナフィラキシーショック、アトピー性皮膚炎などがある。

Ⅱ型アレルギー：IgGやIgMが関係し、補体と呼ばれる特殊なタンパクが活性化するのも特徴。補体は抗原に結合し好中球やマクロファージが食食しやすくする役目がある。血液型不適合輸血、自己免疫性溶血性貧血などが代表的疾患である。

Ⅲ型アレルギー：Bリンパ球（B細胞）から分化するプラズマ細胞が抗体を産生して抗原を攻撃するタイプ。液性免疫とも呼ばれる。全身性エリテマトーデスや急性糸球体腎炎、血清病などがこれに属する。

Ⅳ型アレルギー：Tリンパ球（T細胞）が関与し、細胞を溶解させるなど直接的に抗原を破壊するタイプ。細胞性免疫とも呼ばれ、強力だが発現までに時間がかかるのが特徴。ツベルクリン反応や接触性皮膚炎が有名。

Ⅴ型アレルギー：細胞刺激型ともいい、抗体で細胞が刺激されて細胞の機能が亢進するタイプ。甲状腺ホルモンを過剰に産生するバセドウ病などがある。

1. Ⅴ型アレルギーに属する。
2. Ⅰ型アレルギーに属する。
3. Ⅳ型アレルギーに属する。
4. Ⅱ型アレルギーに属する。
5. Ⅲ型アレルギーに属する。

［正解　2］

<文献>

篠原一彦ほか　編：臨床工学講座　臨床医学総論. 医歯薬出版. 2012. P261～P263
小野哲章ほか　編：臨床工学技士標準テキスト第2版増補. 金原出版. 2012. P66～P67

◆過去5年間に出題された関連問題

［25回-午前-問題5］

[28回-午後-問題25] 誤差について**誤っている**のはどれか。(生体計測装置学)
1. 偶然誤差は正規分布に従う。
2. 偶然誤差は統計処理によって小さくできる。
3. 系統誤差は校正によって除去できる。
4. 測定値を2乗すると誤差は4倍になる。
5. n 回の測定値を平均すると偶然誤差は $\frac{1}{\sqrt{n}}$ となる。

◆キーワード

系統誤差　偶然誤差　標準偏差　かたより　誤差の伝搬

◆解　説

計測において、常に真の値を得ることは困難であり、どのような計測においても誤差が伴う。

誤差＝系統誤差＋偶然誤差＋過失誤差　で表される。

系統誤差は、計測器のずれのように何回測定を繰り返しても一定の傾向で現れる誤差を指し、理論的誤差、測定器誤差、個人誤差の原因により現れる。

偶然誤差は、測定ごとに異なった値をとって現れる誤差であり、系統誤差や過失誤差を除いてもなお測定値に残る誤差で、確率的に発生する誤差でもある。

いくつかの直接測定結果から計算によって測定結果を求める間接測定では、最終的な測定結果へ誤差が伝搬することを理解しなければならない。系統誤差の場合、間接測定で乗除算を行うと相対誤差は加減算または加算となる。偶然誤差の場合、標準偏差で表すことになる。

1. 偶然誤差は統計的な扱いが必要となり、同じ量に対して同じ測定条件で多数繰り返すと正規分布(ガウス分布)する。
2. 偶然誤差は独立な測定を多数回行い、統計処理を行うことによって小さくすることができる。
3. 系統誤差は性能の良い測定器で校正することによって小さくすることができる。
4. 系統誤差が含まれる測定値を2乗した場合、加算したとしても2倍になり4倍にはならない。
5. 正規分布は測定回数が十分大きいことが必要条件である。正規分布する測定値は平均値の両側にばらつき、ばらつきの大きさは通常標準偏差σで表す。測定回数が限られた回数であるときにはn回の計測値は必ずしも平均値にはならず、平均値の両側にσ／√nでばらつく。この場合、偶然誤差を√n分の1に小さくできる。

[正解　4]

<文　献>

石原　謙　編：臨床工学講座　生体計測装置学．医歯薬出版．2013．P14〜P18
小野哲章ほか　編：臨床工学技士標準テキスト第2版増補．金原出版．2014．P421〜P424

◆過去5年間に出題された関連問題

［25回-午前-問題26］

[２８回－午後－問題２６] 小電力医用テレメータについて**誤っている**のはどれか。（生体計測装置学）

a. 使用する周波数はUHF帯である。
b. 使用する周波数帯は6バンドである。
c. 送信機の空中線電力は20mW以下である。
d. A型の周波数帯域幅は25kHzである。
e. 混信対策のゾーンは色ラベルで表示する。

1. a、b   2. a、e   3. b、c   4. c、d   5. d、e

◆キーワード

小電力医用テレメータ　ゾーン配置　UHF帯

◆解　説

　小電力医用テレメータ（無線式心電図テレメータ）では、UHF帯（300MHz～3GHz）で420～450MHzが割り当てられ、医用テレメータとして6バンドが利用されている。混信対策として施設の区別ごとに限定した無線チャネル組合せで使用する方法（ゾーン配置）が有効である。ゾーン表示は色ラベル（茶、赤、橙、黄、緑、青、紫、灰、白、黒をゾーン1～10に割り当て）で区別するようになっており、1つのゾーン内では同一ラベル送信機しか使用できないようにする。

a. 使用する周波数は420～430MHz、440～450MHzが割り当てられている。
b. 使用する周波数帯ごとに1～6の6つのバンドが割り当てられている。
c. 送信機の空中線電力は、A型～D型まで1mW以下で、E型は10mW以下に設定されている。
d. A型の周波数帯域幅は12.5kHzでありB型が25kHzである。
e. テレメータは移動して使用されることも多いので、病棟フロアごとに限定した組合せ（ゾーン区別）を選択して使用されることが望ましい。1つのゾーンの中では同一色の送信機しか使用しないように管理する必要がある。

[正解　4]

＜文　献＞

石原　謙　編：臨床工学講座　生体計測装置学. 医歯薬出版. 2013. P62～P63
日本生体医工学会ME技術教育委員会　監：MEの基礎知識と安全管理改訂第6版. 南江堂. 2014. P154～P160

◆過去5年間に出題された関連問題

［２３回－午後－問題２７］　［２４回－午後－問題２６］　［２６回－午後－問題２７］

[28回-午後-問題27] ディジタル脳波計について**誤っている**のはどれか。（生体計測装置学）
1. 脳波導出にはシステムリファレンス電極が必要である。
2. 脳波記録終了後にモンタージュの変更ができる。
3. サンプリング間隔は100ms程度である。
4. 脳波記録終了後に表示感度の変更ができる。
5. 脳波記録終了後にフィルタ特性の変更ができる。

◆キーワード

デジタル脳波計　システムリファレンス電極　リモンタージュ

◆解説

　デジタル脳波計では電極単位ごとに基準電極（システムリファレンス電極）との電位差を導出し、バッファメモリなどにファイリングされる。検査終了後に各電極のデータを読み出すことで、自由にモンタージュを変更することが可能である（リモンタージュ機能）。また感度やフィルタ特性などについても変更することが可能である。

1. デジタル脳波計では、頭部に配された電極（活性電極）と基準電極（システムリファレンス電極）との電位差を導出する。基準電極はC_mもしくはC_3とC_4の平均電位が用いられる。
2. デジタル脳波計では、後で電極信号を組み合わせて自由にモンタージュを再現できる。
3. デジタル脳波計の周波数帯域は0.5〜100Hzである。最高周波数を100Hzとした場合、サンプリング定理によりサンプリング周波数は2倍の200Hz以上となりサンプル間隔は5ms以下となる。
4. デジタル脳波計ではデータを記録してあるため、測定後に感度などの変更は可能である。

［正解　3］

<文　献>

　石原　謙　編：臨床工学講座　生体計測装置学．医歯薬出版．2013．P78〜P86
　日本生体医工学会ME技術教育委員会　監：MEの基礎知識と安全管理改訂第6版．南江堂．2014．P166〜P169

◆過去5年間に出題された関連問題

　［24回-午前-問題28］

[28回-午後-問題28] トランジットタイム型超音波血流計の特徴で正しいのはどれか。

(生体計測装置学)

a. ゼロ点補正が必要である。
b. 体表面からの測定が可能である。
c. 伝搬速度を利用する。
d. 電気的に非干渉である。
e. 複数チャネルの同時計測が可能である。

1. a、b、c　2. a、b、e　3. a、d、e　4. b、c、d　5. c、d、e

◆キーワード

超音波トランジットタイム法

◆解　説

超音波流量計にはトランジットタイム（伝送）法とドプラ法が用いられている。

トランジットタイム法は、超音波の送信素子と受診素子を流路の上・下流に設置して超音波の送受信を行い、超音波の伝達時間の差を計測し流量を測定する方法である。

特徴として、以下の項目があげられる。

①血管や体外循環回路チューブでの流量測定が可能であるが、人工血管の血流は測定できない。
②ゼロ点や感度補正が不要
③測定精度が高い（±5％程度）
④複数チャネルの同時測定が可能
⑤電気的干渉を受けない
⑥細径動脈の計測が可能

a. ゼロ点校正は不要である。
b. 血管や体外循環回路チューブなど流体が流れる管腔内（流路）の血流測定が可能である。
c. 超音波が管（血管）を横切る伝搬時間を利用する。
d. 電磁血流計と異なり、超音波を用いているので血流計による電磁干渉は起こらない。

[正解　5]

<文　献>

石原　謙　編：臨床工学講座　生体計測装置学．医歯薬出版．2013．P122〜P125

◆過去5年間に出題された関連問題

[26回-午前-問題31]　[27回-午後-問題28]

[28回-午後-問題29] 酸素ガスの分析計測手段はどれか。（生体計測装置学）
a. ガルバニックセル
b. 熱電対
c. サーミスタ
d. セバリングハウス電極
e. クラーク電極

1. a、b　2. a、e　3. b、c　4. c、d　5. d、e

◆キーワード

酸素濃度（分圧）測定　ガルバニックセル　クラーク電極

◆解　説

　酸素ガスの濃度や分圧を測定する手法として電極法が用いられるが、この電極法には、①ガルバニックセル式、②ポーラログラム式の2種類が用いられている。

①ガルバニックセル式

　カソード（金や銀）とアノード（鉛など）で一対の電極を構成し、電解液を満たした容器内に置き、テフロンなどのガス透過膜を隔てて外部と遮断する。ガス透過膜を透過した酸素濃度（分圧）に比例して電流が流れ、これを測定することにより酸素濃度（分圧）を求める方法。

②ポーラログラフィ

　カソード（白金）とアノード（銀塩化銀）で一対の電極を構成し、電解液（リン酸緩衝液）を満たした溶液内に置き、ポリプロピレンやテフロンなどのガス透過膜を隔てて外部と遮断する。ガス透過膜を透過した酸素濃度（分圧）に比例して拡散限界電流が流れ、これを測定することにより酸素濃度（分圧）を求める方法（アンペロメトリック法）。

b. 熱電対は異種金属の2接点（温接点-冷接点）間の温度差によって熱起電力が生じる現象（ゼーベック効果）を利用した温度センサである。用いる金属の組み合わせによって低温から高温まで測定することできる。
c. サーミスタは温度変化を電気抵抗の変化として検出する温度センサである。
d. セバリングハウス電極はPCO_2電極であり、構造はテフロン膜を被った pH 電極である。
e. ポーラログラフィに用いられている電極は、開発者の名をとり「クラーク電極」という。

［正解　2］

＜文　献＞

　石原　謙　編：臨床工学講座　生体計測装置学．医歯薬出版．2013．P167〜P174

◆過去5年間に出題された関連問題

　［25回-午後-問題29］

[28回-午後-問題30] MRIについて正しいのはどれか。（生体計測装置学）
  a. 放射線被曝がない。
  b. 軟組織の画像化には適さない。
  c. 体動に強い。
  d. 酸素原子の空間分布を測定する。
  e. 血流の情報が得られる。

　1. a、b　　2. a、e　　3. b、c　　4. c、d　　5. d、e

◆キーワード

MRI装置

◆解　説

　MRIは核磁気共鳴（NMR：Nuclear Magnetic Resonance）の原理を利用して、水素原子核（プロトン）の空間分布を画像化する方法で、傾斜磁場を用いるためX線CTのように被曝の恐れはない。
　また血流計測に関しては、造影剤を用いなくても血管情報が得られる。

a. X線など放射線エネルギーを用いていないため、放射線被曝はない。
b. X線CTはMRIと比較して骨などの硬組織の画像化に優れているが筋肉や臓器などの軟組織の画像化は困難である。一方でMRIは軟組織の画像化に優れている。
c. MRIは患者の呼吸運動や体動によってアーチファクトが混入し画質劣化を招くため体動に弱い。
d. 水素原子の空間分布を画像化する。

[正解　2]

＜文　献＞

　石原　謙　編：臨床工学講座　生体計測装置学. 医歯薬出版. 2013. P257～P275

◆過去5年間に出題された関連問題

　［23回-午前-問題32］　　［24回-午後-問題31］　　［26回-午前-問題32］
　［27回-午後-問題31］

[28回-午後-問題31] 核医学における画像測定について正しいのはどれか。（生体計測装置学）
a. PETで糖代謝の撮像が可能である。
b. 体外から放射線を照射することで画像化する。
c. β線が測定の対象である。
d. SPECTで脳の血流量に関する撮像が可能である。
e. PETで3次元画像が得られる。

1. a、b、c   2. a、b、e   3. a、d、e   4. b、c、d   5. c、d、e

◆キーワード

ガンマカメラ　SPECT　PET

◆解説

核医学検査には体内に投与された放射性核種（RI：ラジオアイソトープ）から放出されるγ線を検出するγカメラおよびSPECTと、体内に投与されたポジトロン放出核種から放出されるポジトロンが周囲の電子と結合して一対のγ線を放射する（対消滅反応）。このγ線を検出するPETがある。

a. ^{18}F（半減期：110分）で標識したフルオロデオキシグルコース（^{18}F-FDG）を用いることによって糖代謝を画像化することができる。
b. 体内にγ線やポジトロンを放出する核種を投与して画像化する。
c. γ線が測定対象となる。
d. SPECTでは脳血流量分布の画像が得られる。
e. 検出器対の数を多くし同時計数による投影データを収集することで3次元画像が得られる。2次元画像に比べ感度が高くなり、ポジトロン放出核種の体内投与量を減じることができる。

[正解　3]

<文献>

石原　謙　編：臨床工学講座　生体計測装置学. 医歯薬出版. 2013. P242〜P256

◆過去5年間に出題された関連問題

［25回-午前-問題31］　［26回-午前-問題32］　［27回-午前-問題32］

[28回-午後-問題32] 電気メスについて正しいのはどれか。（医用治療機器学）
　a. スプリット形対極板により電極の接触不良を監視する。
　b. 凝固には断続波を用いる。
　c. 発振器にはマグネトロンを用いる。
　d. 静電結合型対極板の接触抵抗は導電型よりも低い。
　e. 対極板面積の安全範囲は出力に依存する。

　　1. a、b、c　　2. a、b、e　　3. a、d、e　　4. b、c、d　　5. c、d、e

◆キーワード

スプリット型対極板　静電結合型対極板

◆解　説
　電気メスは、高周波電流により切開、凝固を行う手術装置である。電気メス本体より発振された高周波電流が、メス先電極から生体へ流れる。この時、生体へ流れた電流は生体に密着させた対極板を通り本体へ回収される。メス先電極から生体に流れる電流の形や大きさを変化させることにより、切開作用や凝固作用を起こす。

a. 各対極板の安全機能として、接触部を2面型の形状とし、皮膚と対極板導電面との接触抵抗値をモニタして接触状態を監視することで、熱傷事故防止となる。
b. 凝固作用の出力波形は、断続波（バースト波）を用い、切開作用の出力波形は連続正弦波を用いる。
c. マグネトロンはマイクロ波発振器である。電気メスの高周波発振器は本体内にあり、電界効果型トランジスタ（FET）を用い、300k〜5MHzの高周波を発生させる。
d. 静電結合型は体表と対極板の間にコンデンサが入った状態となっている。絶縁部があるため、生体との接触抵抗が高い。そのため、高周波電流を通しやすい性質を利用している。導電結合型は、対極板表面に導電材を用い、生体との接触抵抗を小さくすることで電流を回収しやすくなる性質を利用している。
e. 対極板の面積は流れ込む電流の大きさによって決まる。小さな面積の対極板であれば、出力を小さく抑えて使用する必要があるため、使用している対極板の面積を元に出力を安全な範囲で使用する必要がある。対極板の面積が200cm^{2}位であれば500Wまで安全に使用できるが、70cm^{2}程度の小児用になると200W程度までの使用となる。

［正解　2］

<文　献>
　篠原一彦ほか　編：臨床工学講座　医用治療機器学. 医歯薬出版. 2014. P57〜P80

◆過去5年間に出題された関連問題
　［23回-午前-問題34］　［24回-午前-問題34］　［25回-午前-問題34］
　［27回-午後-問題33］

[28回-午後-問題33] 除細動器について正しいのはどれか。（医用治療機器学）
a. AEDの出力波形は単相性である。
b. 非医療従事者のAED使用には講習会の受講が義務づけられている。
c. 手動式除細動器の日常点検として作動点検を行う。
d. 植込み型除細動器は抗頻拍ペーシング機能を備えている。
e. 植込み型除細動器の除細動波形は単相性である。

1. a、b　2. a、e　3. b、c　4. c、d　5. d、e

◆キーワード

AED　植込み型除細動器

◆解説

　除細動器は心房細動や心室細動等の不整脈に対し、電気ショックをあたえ洞調律に復帰させる治療装置である。

　AEDは病院外においての突然の心室細動などに対し、一般人でも使用できる自動体外式除細動器をいう。AEDの基本構成として、リチウム電池によるバッテリ駆動により、毎日のセルフチェックが行われ、必要であればアラーム音やインジケータ表示がされる。

　植込み型除細動器は日常的に心室細動や心室頻拍を生ずる患者に小型で軽量の除細動器を体内に植込み、頻拍停止機能だけでなく徐脈に対するペーシング機能も備えている。

　出力波形には、単相性波形と二相性波形がある。単相性出力では、電流は一方の電極から他方の電極へ一方向に流れる。二相性出力では、電流は一方の電極から他方の電極へ流れた後、反転して逆方向へ流れる。二相性は単相性よりも除細動効果が高く通電エネルギーを低く抑えることができ、心筋に与える障害を軽減できるため、AEDや植込み型除細動器での標準波形となっている。

a. AEDの出力波形は二相性波形が標準である。
b. その場に居合わせた一般人でも使用が可能である。
c. 日常点検としては外観点検と作動点検がある。
d. 頻拍を感知すると頻拍停止機能が作動する。頻拍停止機能には抗頻拍ペーシング機能と電気的除細動がある。抗頻拍ペーシング機能は遠位電極と遠位スプリング電極との間で高頻度ペーシング刺激を行い、頻拍停止をさせる。また、電気的除細動は心室細動か心室頻拍が認識されると自動的に充電し、心臓に直接通電を行う。
e. 植込み型除細動器の出力波形は二相性波形が標準である。

［正解　4］

<文献>

篠原一彦ほか　編：臨床工学講座　医用治療機器学. 医歯薬出版. 2014. P29～P56
日本生体医工学会ME技術教育委員会　監:MEの基礎知識と安全管理改訂第6版. 南江堂. 2014. P277～P288

◆過去5年間に出題された関連問題

［24回-午前-問題35］　［24回-午後-問題41］　［25回-午後-問題33］
［27回-午前-問題35］

[２８回－午後－問題３４] 体外衝撃波砕石装置について正しいのはどれか。（医用治療機器学）
1．電極放電式では空気中で放電させる。
2．心電同期装置を使用する。
3．腹部大動脈瘤患者にも使用できる。
4．腸管内ガス存在下で安全に使用できる。
5．膀胱結石が適応である。

◆キーワード
体外衝撃波砕石　心電同期装置

◆解　説
　体外衝撃波砕石装置は、結石に体外より発生した「衝撃波」エネルギーを照射することで、結石を破砕する治療装置である。破砕された結石片は、尿や胆汁と共に体外へ排出される。結石を破砕する原理は、人体組織と結石の音響インピーダンスの違いを利用している。
　衝撃波は水中にて発生させ、その発生方式としては「電極放電方式」「圧電放電方式」「電磁振動方式」がある。

1. 水中衝撃波を利用して結石を破砕する。人体の音響インピーダンスは水に等しいことから、水中で発生させた衝撃波は、反射は起こらず人体を通過し結石に向かって進む。
2. 衝撃波は心臓の刺激伝導系に悪影響を及ぼし、治療中に不整脈等の出現がみられる事がある。そのため、衝撃波の発生には、絶対不応期に合わせる心電同期装置が必要である。
3. 体外衝撃波破砕装置では、無機能腎、腎実質内結石、腎杯憩室内結石などでは使用されない。その他に妊婦や動脈瘤の患者にも使用禁忌となっている。動脈瘤の場合、衝撃波が瘤の破裂を誘発する危険性がある。
4. 空気含有臓器の肺や腸管などは、水と音響インピーダンスが大きく異なるため、衝撃波により組織が損傷を起こす可能性がある。
5. 体外衝撃波破砕装置にて治療が可能なものは、腎結石（母指頭大以下）、腎盂結石、腎杯結石、尿管結石等の上部尿路結石である。

［正解　2］

＜文　献＞
　篠原一彦ほか　編：臨床工学講座　医用治療機器学．医歯薬出版．2014．P173～P187
　日本生体医工学会ＭＥ技術教育委員会　監：ＭＥの基礎知識と安全管理改訂第6版．南江堂．2014．P396～P405

◆過去5年間に出題された関連問題
　［２３回－午後－問題１６］　［２５回－午前－問題３５］　［２６回－午後－問題３５］
　［２７回－午前－問題３６］

[２８回−午後−問題３５] 超音波凝固切開装置で正しいのはどれか。（医用治療機器学）
1．ブレードは１MHzで振動する。
2．対極板が必要である。
3．生理食塩液で洗浄しながら使用する。
4．比較的太い動脈の凝固切開が可能である。
5．凝固温度はレーザメスよりも高温である。

◆キーワード

超音波凝固切開

◆解　説

　超音波凝固切開装置とは、45〜55kHz 程度の超音波振動による摩擦力で切開や凝固を行う治療機器である。装置は本体とハンドピース部から構成されている。ハンドピース先端部を組織に 50〜100μm の振幅で振動させ、摩擦力による切開や摩擦熱による凝固の作用を同時に行うことが可能である。

1. 使用周波数は、45〜55kHz 程度である。
2. 電気メスのように電流による熱作用を使用しないため、対極板は使用しない。
3. 超音波吸引装置では必要であるが、洗浄液として生理食塩水は必要がない。
4. 血管離断面が摩擦熱により組織のタンパク質を変性させ、コアギュラム（凝固塊）という粘着性物質によりシールされるため、安定して止血効果を得ながら凝固切開が可能である。
5. 超音波凝固切開装置の凝固作用機序は、摩擦熱により 60〜70℃前後でタンパク質の熱変性を起こし、80℃程度で完了する。また、レーザメスの凝固作用機序においては、光熱作用により超音波凝固切開装置と同様に 60〜70℃程度でタンパク質の熱変性を起こし凝固が開始する。

［正解　4］

＜文　献＞

　篠原一彦ほか　編：臨床工学講座　医用治療機器学．医歯薬出版．2014．P96、P151〜P155

◆過去５年間に出題された関連問題

　［２５回−午後−問題３７］　［２６回−午後−問題３７］

[28回-午後-問題36] がん温熱療法について正しいのはどれか。(医用治療機器学)
a. RF容量結合型加温では金属ベッドを使用する。
b. マイクロ波加温法は全身加温に適する。
c. 化学療法と併用される。
d. 加温後細胞は熱耐性を示す。
e. 表面冷却にはボーラスを用いる。

1. a、b、c 2. a、b、e 3. a、d、e 4. b、c、d 5. c、d、e

◆キーワード

温熱療法　熱耐性　ボーラス

◆解説

温熱療法では、細胞および組織レベルにおける生物学的熱反応に基づき、正常組織は温存させてがん組織だけを選択的に熱壊死させる治療法である。腫瘍部を42.5℃以上に加温することで、ガン細胞致死効果が高まることを利用し、ガン細胞を壊死させる。この時、周辺組織温度はなるべく低温に保つことが重要である。

加温法は全身加温法と局所加温法に大別され、腫瘍組織の部位により加温法を選択する。

a. 生体にRF電流（数M～数十MHz）を流し、生体組織中の抵抗成分により発生するジュール熱により加温する。そのため、熱傷等のトラブル対策として金属ベッドは使用してはならない。
b. マイクロ波加温法は、RF容量結合型加温法と同様に局所加温法の1つであり、2450MHzの極超短波であるマイクロ波により加温する。
c. 一般的には化学療法または放射線療法と併用することで、治療の相乗効果が発揮される。細胞の放射線感受性を高めたり、加温により細胞部の血流が若干増加し薬剤が細胞へ取り込まれやすくなる等がみられる。
d. 組織を加温すると、熱ショックたんぱく質（HSP）が出現し、温熱抵抗性が獲得され、温熱に耐性をもつようになる。
e. 加温時、アプリケータ（電極）を用いる場合、開口部に発熱が起こりやすいため、電極と生体間にボーラス（水袋）を置き、体表面の冷却を行う。

[正解　5]

<文献>
篠原一彦ほか　編：臨床工学講座　医用治療機器学. 医歯薬出版. 2014. P163～P172
日本生体医工学会ME技術教育委員会　監：MEの基礎知識と安全管理改訂第6版. 南江堂. 2014. P406～P411

◆過去5年間に出題された関連問題

[23回-午後-問題37]　[24回-午後-問題37]　[25回-午後-問題38]
[26回-午後-問題38]　[27回-午後-問題37]

[２８回－午後－問題３７] 100kHzの交流電流を成人男性に１秒間通電したときの感知電流の閾値 [mA] に近いのはどれか。（医用機器安全管理学）
1．0.01
2．0.1
3．1
4．10
5．100

◆キーワード

最小感知電流　周波数依存性

◆解　説

電撃に対する人体反応には周波数依存性があり、約1kHzまでは約1mAでビリビリ感じる（最小感知電流）が、1kHzを超えると1kHzの倍数分だけ感電閾値は上昇し、10kHzでは約10mA、100kHzでは約100mAとなる。

[正解　5]

＜文　献＞
　篠原一彦ほか　編：臨床工学講座　医用機器安全管理学第2版．医歯薬出版．2015．P33～P35

◆過去５年間に出題された関連問題
　［２４回－午前－問題３９］

[28回-午後-問題38] 成人に影響を及ぼす値で**誤っている**のはどれか。(医用機器安全管理学)

a. ミクロショックで心室細動を生じる商用交流電流：10 μA
b. マクロショックで心室細動を生じる商用交流電流：200 mA
c. 手で触れて感じる最小商用交流電流　　　　　：1 mA
d. 電線を握った手を自分で離脱できる商用交流電流：5 mA
e. 電撃閾値が変化し始める周波数　　　　　　　：10 kHz

1. a、b　2. a、e　3. b、c　4. c、d　5. d、e

◆キーワード

ミクロショック　マクロショック　周波数依存性

◆解　説

人体の電撃反応は電流の流出入部位、電流値によって異なる。また、周波数依存性があり、1kHz を超えると周波数に比例して電撃閾値が上昇する。

電流値と生体反応（成人男性：商用交流1秒間通電）

電撃の種類	名称	生体反応	電流値 [mA]
ミクロショック	心室細動電流	心室細動を誘発する	0.1
マクロショック	最小感知電流	ビリビリ感じる	1
	離脱電流	離脱が困難となる	10
	心室細動電流	心室細動を誘発する	100

［正解　2］

<文　献>

篠原一彦ほか　編：臨床工学講座　医用機器安全管理学第2版. 医歯薬出版. 2015. P33～P35

◆過去5年間に出題された関連問題

［23回-午後-問題38］　［24回-午前-問題39］　［25回-午後-問題39］
［26回-午後-問題39］

[28回-午後-問題39] 図の記号がついた輸液ポンプについて正しいのはどれか。(医用機器安全管理学)

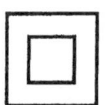

1. 患者装着部がフローティングされている。
2. クラスⅠのME機器である。
3. 2Pコンセントで使用できる。
4. ミクロショック対策がされている。
5. 防滴構造になっている。

◆キーワード

クラスⅡのME機器　二重絶縁　強化絶縁

◆解　説

　図の記号はクラスⅡのME機器を表す。二重絶縁（基礎絶縁＋補強絶縁）もしくは強化絶縁を有し保護接地を必要としない機器であることを意味する。

1. クラス別分類の保護手段と患者装着部のフローティングとは無関係である。
2. クラスⅠのME機器に図記号の設定はない。
3. 保護接地を必要としないため、2Pコンセントでの使用が可能である。
4. ミクロショック対策がされているかどうかは患者装着部がCF形か否かによって決まるものであり、クラス別分類だけでは判断できない。
5. 電気的な保護手段（絶縁構造）と水滴に対する防護能（防滴構造）とは無関係である。

[正解　3]

<文　献>

篠原一彦ほか　編：臨床工学講座　医用機器安全管理学第2版．医歯薬出版．2015．P42〜P43、P53
JIS T 0601-1:2012　医用電気機器－第1部：基礎安全及び基本性能に関する一般要求事項

◆過去5年間に出題された関連問題

　［27回-午前-問題41］

[28回-午後-問題40] 漏れ電流測定用電源ボックスでスイッチS_1の用途はどれか。

(医用機器安全管理学)

1. 電源導線の断線の模擬
2. 保護接地線の断線の模擬
3. 追加保護接地線の断線の模擬
4. 患者誘導コードの切替え
5. 電源極性の切替え

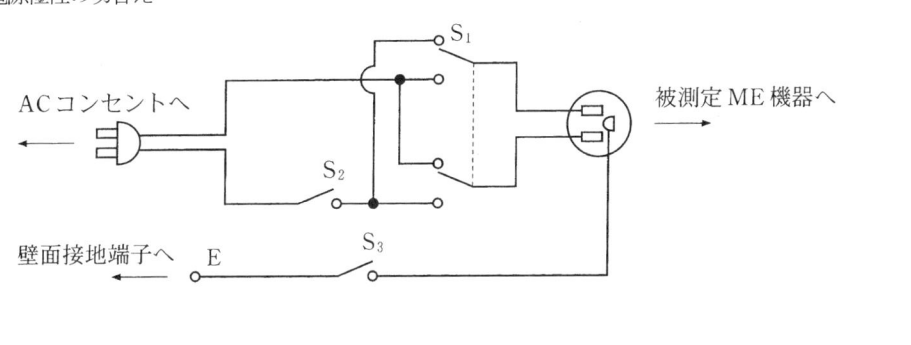

◆キーワード

測定用電源ボックス　電源極性

◆解　説

　電源導線には100V側（L側：Live → H側：Hotとも呼ばれる）と0V側（N側：Neutral）があり、これを電源極性と称する。漏れ電流の測定では電源極性を切替える必要があるため、測定用電源ボックスにスイッチS_1が装備される。

　なお、単一故障状態の模擬にはスイッチS_2（電源導線の1本の断線）、スイッチS_3（保護接地線の開路）が用いられる。

[正解　5]

<文　献>

日本生体医工学会ME技術教育委員会　監：MEの基礎知識と安全管理改訂第6版. 南江堂. 2014. P93〜P95

◆過去5年間に出題された関連問題

該当なし

[28回-午後-問題41] 漏れ電流の単一故障状態として規定されているのはどれか。

(医用機器安全管理学)

a. 3Pプラグの接地ピンの折損
b. 電源ヒューズの1本の断線
c. 電源導線と金属筐体の接触
d. 追加保護接地線の断線
e. 二重絶縁の一方の短絡

1. a、b、c　　2. a、b、e　　3. a、d、e　　4. b、c、d　　5. c、d、e

◆キーワード

単一故障状態

◆解　説

漏れ電流に関する単一故障状態として以下のものが挙げられる。

・絶縁のいずれか一つの短絡
・沿面距離または空間距離のいずれかひとつの短絡
・絶縁、空間距離または沿面距離と並列に接続している高信頼性部品以外の部品の短絡および開路
・保護接地線の開路
・電源導線のいずれか1本の断線
・部品の意図しない移動
・危険状態に結びつく導線およびコネクタの偶然の外れによる破損

a. 保護接地線の開路に相当
b. 電源導線のいずれか1本の断線に相当
e. 絶縁のいずれか一つの短絡に相当

[正解　2]

<文　献>

篠原一彦ほか　編：臨床工学講座　医用機器安全管理学第2版. 医歯薬出版. 2015. P46〜P47
JIS T 0601-1：2012　医用電気機器-第1部：基礎安全及び基本性能に関する一般要求事項

◆過去5年間に出題された関連問題

[24回-午後-問題39]　[27回-午後-問題41]

[28回-午後-問題42] 医療ガスと医療ガス配管端末器の識別色との組合せで正しいのはどれか。

(医用機器安全管理学)

1. 酸　素 ――― 黒
2. 亜酸化窒素 ―― 灰
3. 治療用空気 ―― 緑
4. 駆動用空気 ―― マゼンタ
5. 二酸化炭素 ―― だいだい

◆キーワード

配管端末器　識別色

◆解　説

医療ガス配管端末器の識別色は JIS T 7101「医療ガス配管設備」で定められている。

ガスの種類	識別色
酸素	緑
亜酸化窒素	青
治療用空気	黄
吸引	黒
二酸化炭素	だいだい
窒素	灰
駆動用空気	褐
非治療用空気	うす黄
麻酔ガス排除（AGSS）	マゼンタ

[正解　5]

<文　献>

篠原一彦ほか　編：臨床工学講座　医用機器安全管理学第2版．医歯薬出版．2015．P93
JIS T 7101：2014　医療ガス配管設備

◆過去5年間に出題された関連問題

　　［25回-午後-問題44］　　［26回-午前-問題42］　　［27回-午前-問題44］

> [28回-午後-問題43] 医療ガス配管設備について正しいのはどれか。(医用機器安全管理学)
> 1. 静止状態での標準送気圧力は酸素よりも治療用空気の方が高い。
> 2. シャットオフバルブは日常「閉」の状態で使用される。
> 3. 駆動用空気配管には「VAC」と識別表示されている。
> 4. 二酸化炭素の配管端末器にはAGSSカプラが用いられる。
> 5. マニフォールドとは高圧ガス容器の集合体である。

◆キーワード

標準送気圧力　シャットオフバルブ（遮断弁）　配管端末器　マニフォールド

◆解　説

　JIS T 7101「医療ガス配管設備」では医療機関内の医療用圧縮ガス、手術機器駆動用ガス、吸引、および麻酔ガス排除の配管設備において、それらの適正な連続供給を確実にするために、その設計、設置、据付け、表示、性能、記録および試験・検査について規定している。

1. 静止圧状態において酸素は亜酸化窒素、治療用空気または二酸化炭素よりも30kPa程度高く設定される。
2. 送気中、シャットオフバルブ（遮断弁）は「開」の状態で使用される。
3. 「VAC」とは"vacuum（吸引）"を意味する。駆動用空気（air for driving surgical tools）は「STA」と表示される。
4. 二酸化炭素にはピン方式、シュレーダ方式などが用いられる。AGSSは"anaesthetic gas scavenging system（麻酔ガス排除）"を意味する。
5. マニフォールドとは可搬式容器（高圧ガス容器や可搬式超低温液化ガス容器）を左右のバンクにそれぞれ1本以上配置し、中央の切換装置により自動で交互に切換えて使用するシステムである。

［正解　5］

＜文　献＞
　篠原一彦ほか　編：臨床工学講座　医用機器安全管理学第2版．医歯薬出版．2015．P87～P89
　JIS T 7101：2014　医療ガス配管設備

◆過去5年間に出題された関連問題
　［27回-午前-問題44］

[２８回－午後－問題４４] 医用電気機器が他からの電磁的な妨害に耐える能力を示すのはどれか。

(医用機器安全管理学)

1. EMC
2. EMI
3. ESD
4. immunity
5. emission

◆キーワード

EMI（電磁妨害）　EMC（電磁両立性）　エミッション（emission）　イミュニティ（immunity）

◆解　説

　他からの電磁的な妨害を受けても、それに耐えうる能力をimmunity（妨害排除能力）という。

　JIS T 0601-1-2：2012「医用電気機器－第1-2部：安全に関する一般的要求事項－電磁両立性－要求事項及び試験」におけるイミュニティ試験の要求項目は以下のとおりである。

イミュニティ試験の要求項目（JIS T 0601-1-2：2012）

項目	試験レベル (一般もしくは非生命維持装置)	試験レベル (生命維持装置)
静電気放電（ESD）	±6kV（接触） ±8kV（気中）	－
電気的ファスト トランジェント／バースト	±2kV（電源ライン） ±1kV（入出力ライン）	－
サージ	±1kV（ライン－ライン間） ±2kV（ライン－接地間）	－
電源入力ラインにおける 電圧ディップ、 短時間停電及び電圧変化	<5% U_T (>95% U_Tのディップ) 0.5サイクル間 40% U_T (60% U_Tのディップ) 5サイクル間 70% U_T (30% U_Tのディップ) 25サイクル間 <5% U_T (>95% U_Tのディップ) 5秒間	－
電源周波数（50/60Hz）磁界	3A/m	－
伝導RF	3Vrms（150kHz～80MHz）	3Vrms（150kHz～80MHz：ISM帯域外） 10Vrms（150kHz～80MHz：ISM帯域内）
放射RF	3V/m（80MHz～2.5GHz）	10V/m（80MHz～2.5GHz）

注：U_Tは、試験レベルを加える前の、交流電源電圧である。

1. 機器がその動作によって他のものに妨害を与えず、またその動作が他のものによって妨害されないことをEMC（electromagnetic compatibility；電磁両立性）という。
2. 「電磁波障害」、「電波障害」、「電磁障害」、「電磁妨害」、「電磁干渉」、「雑音障害」などの表現はほぼ同じ意味と考えてよい。英語ではEMI（electromagnetic interference）という。
3. 静電気電位が異なる物体同士が近接または直接接触することによって、物体間に起こる電荷の移動をESD（electrostatic discharge；静電気放電）という。
5. 機器からの妨害波の放射をエミッション（emission）という。

[正解　4]

＜文　献＞

　JIS T 0601－1－2：2012　医用電気機器－第1・2部：安全に関する一般的要求事項－電磁両立性－要求事項及び試験

◆過去5年間に出題された関連問題

　　[２６回－午前－問題４４]

[28回-午後-問題45] 比誘電率が最も大きいのはどれか。（医用電気電子工学）
1．水　素
2．空　気
3．エチルアルコール
4．水
5．塩化ナトリウム

◆キーワード

分極　誘電体　誘電率

◆解　説
　全ての物質は一般的に導体と絶縁体に分けられる。絶縁体は電気を通さないが電場に対して分極という現象を起こす。分極を起こす物質を誘電体と呼ぶので多くの場合「絶縁体≒誘電体」である。また分極の起こる程度は各物質によって異なり、その程度の値を誘電率 ε と呼ぶ。真空の誘電率は一般的に ε_0 で表され、およそ 8.85×10^{-12} F/m と非常に小さい値である。すべての物質は原子の構成要素として陽子と電子を持っているので、誘電率は真空の誘電率より大きくなるが、それでも十分に小さな値なので一般的には真空の誘電率を基準の1としてその倍率で表す。この倍率を比誘電率 ε_r と呼び以下の関係式が成り立つ。

$$\varepsilon = \varepsilon_r \cdot \varepsilon_0$$

　よって比誘電率が大きい物質は誘電率も大きいことになり、物質間の相対的な大小関係は比誘電率と誘電率は等価である。
　一般的に絶縁性が大きい物質ほど誘電率が小さく、絶縁性が小さい物質ほど誘電率が大きくなる。また、単元素分子の気体では比誘電率はほぼ1である。選択肢の各物質の比誘電率は以下のとおりである。

1．水素は約1
2．空気は約1
3．エチルアルコールは約23
4．水は約80
5．塩化ナトリウムは約6

[正解　4]

＜文　献＞
　福長一義ほか　編：臨床工学講座　医用電気工学2第2版．医歯薬出版．2015．P59
　小野哲章ほか　編：臨床工学技士標準テキスト第2版増補．金原出版．2014．P125～P126
　平井紀光　著：やくにたつ電磁気学第3版．ムイスリ出版．2011．P58～P59

◆**過去5年間に出題された関連問題**
　該当なし

[28回-午後-問題46] 通信周波数1.5GHz帯の携帯電話が出す電磁波の波長[cm]に最も近いのはどれか。ただし、光速を3.0×10^8 m/sとする。(医用電気電子工学)

1. 1
2. 2
3. 5
4. 10
5. 20

◆キーワード

電磁波　波長　周波数　伝播速度

◆解　説

現在では一般的に光は電磁波の一種であると考えられており、光速はそのまま電磁波の伝搬速度となる。

波長λは図のように波における空間的な同変位地点間の最短距離である。図のa点に着目するとa点が1回振動する間に最高点の位置が順次b点の方へ移動しているように見える。よってa点が1回振動する間に波は1波長分進んだように見えることになる。さらにa点はさらに1秒間に振動する回数、つまり周波数をf回振動するので波のとすれば伝播速度vは

伝播速度（v）＝波長（λ）×周波数（f）

となる。

よって

$$3.0 \times 10^8 = \lambda \times 1.5 \times 10^9$$

$$\lambda = 2.0 \times 10^{-1} = 0.2 \text{ m} = 20 \text{ cm}$$

となる。

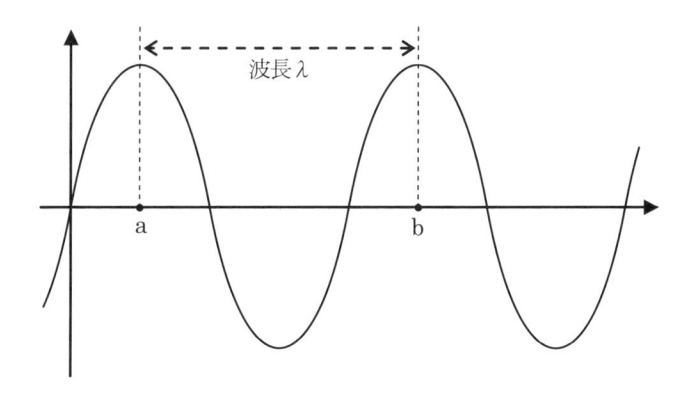

[正解　5]

<文　献>

福長一義ほか　編：臨床工学講座　医用電気工学2第2版．医歯薬出版．2015．P160～P165

◆過去5年間に出題された関連問題

該当なし

[28回-午後-問題47] 図の回路でコンデンサに初期電荷が存在している。

スイッチを閉じてから1秒後の電流値を、スイッチを閉じた直後の電流値と比較した時の比で最も近いのはどれか。

ただし、自然対数の底 $e = 2.73$ とする。(医用電気電子工学)

1. 0.76
2. 0.63
3. 0.50
4. 0.37
5. 0.24

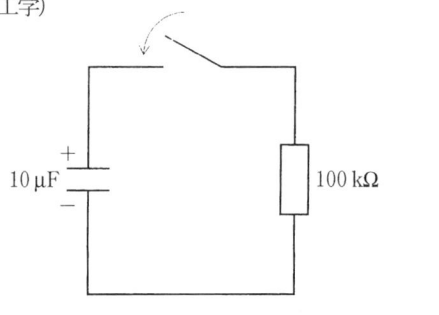

◆キーワード

過渡現象　キルヒホッフの法則

◆解　説

本問題ではコンデンサに初期電荷が存在するためスイッチを閉じた直後よりコンデンサを電源として電流が流れる。ただし、コンデンサは初期電荷を電流として放電してしまうため、時間の経過とともに電荷が減少すると同時に電圧が低下し、それに伴い電流も減少する。

コンデンサの初期電荷を Q として上記回路にキルヒホッフの第2法則を適用し、微分方程式を解くと

$$i(t) = \frac{Q}{CR} e^{-\frac{1}{CR}t} \quad \cdots (1)$$

となり、本問題では時定数 CR は

$$10 \times 10^{-6} \times 100 \times 10^3 = 1 \text{ 秒}$$

となり、(1)式は

$$i(t) = Q e^{-t}$$

となる。

$t = 0$、$t = 1$ のとき $i(t)$ はそれぞれ

$$i(0) = Q、i(1) = 0.37Q$$

よって

$$\frac{i(1)}{i(0)} = \frac{0.37Q}{Q} = 0.37$$

[正解　4]

<文　献>

戸畑裕志ほか　編：臨床工学講座　医用電気工学1 第2版．医歯薬出版．2015．P146〜P147

◆過去5年間に出題された関連問題

[23回-午前-問題50]　　[24回-午後-問題49]　　[26回-午前-問題49]
[27回-午後-問題49]

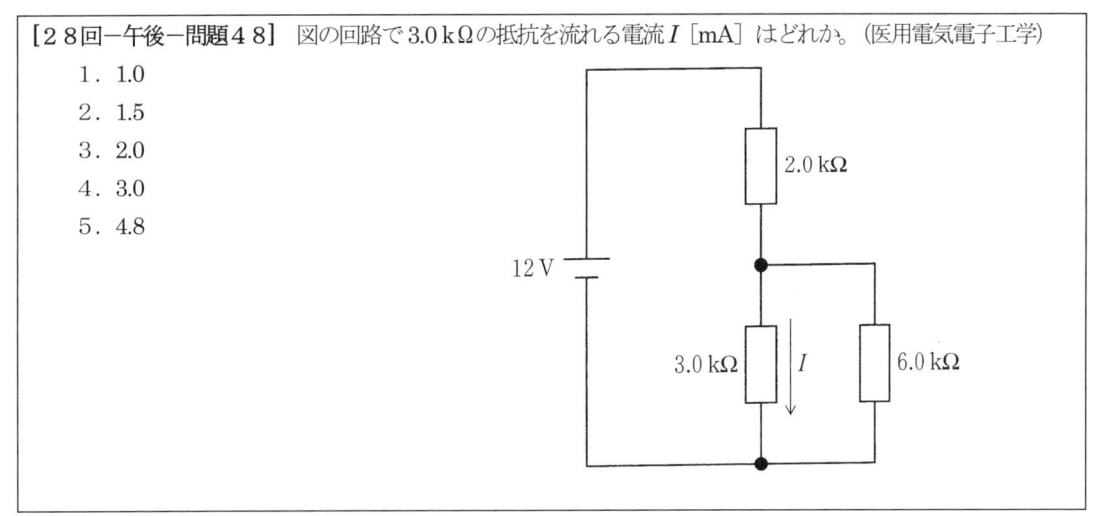

[２８回－午後－問題４８] 図の回路で3.0kΩの抵抗を流れる電流 I [mA] はどれか。(医用電気電子工学)

1. 1.0
2. 1.5
3. 2.0
4. 3.0
5. 4.8

◆キーワード

オームの法則　合成抵抗　分圧の法則

◆解説

まず3.0kΩの抵抗と6.0kΩの抵抗の合成抵抗 R は

$$R = \frac{3.0 \times 10^3 \times 6.0 \times 10^3}{3.0 \times 10^3 + 6.0 \times 10^3} = \frac{18 \times 10^6}{9.0 \times 10^3} = 2.0 \times 10^3 \, \Omega$$

となり下図のような等価回路で表せる。

等価図の回路において分圧の法則より合成抵抗 R にかかる電圧は6Vとなる。

よって問題の回路における3.0kΩの抵抗にも6Vの電圧がかかることになり、オームの法則より

$$I = \frac{6.0}{3.0 \times 10^3} = 2.0 \times 10^{-3} A = 2.0 \, mA$$

となる。

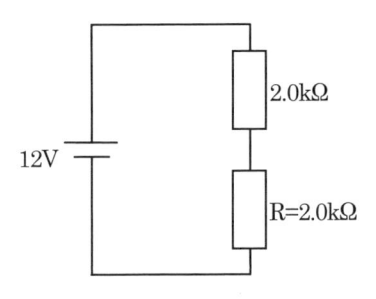

[正解　3]

<文献>

戸畑裕志ほか　編：臨床工学講座　医用電気工学1 第2版．医歯薬出版．2015. P26～P31

◆過去5年間に出題された関連問題

[２３回－午前－問題４８]　[２５回－午前－問題４８]

[28回-午後-問題49] 変圧器の200回巻きの1次側コイルに100Vの正弦波交流電圧を加えた。この変圧器の2次側コイルから50Vの電圧を取り出したい場合、2次側コイルの巻数［回］はどれか。ただし、変圧器は理想変圧器とする。(医用電気電子工学)

1. 50
2. 100
3. 200
4. 500
5. 800

◆キーワード

電磁誘導　トランス

◆解 説

変圧器は図のような構造をし、1次側コイル巻き線で電気エネルギーを磁気エネルギーに変換し、2次側コイル側でその磁気エネルギーを電気エネルギーに変換する。このとき、1次側コイルにかかる電圧V_1と2次側コイルに発生する電圧V_2は、以下の式のようにそれぞれのコイルの巻き数n_1、n_2の比と等しくなる。

$$V_1 : V_2 = n_1 : n_2 \cdots (1)$$

また、1次側の電流I_1と2次側の電流I_2は以下のようになる。

$$I_1 : I_2 = n_2 : n_1 \cdots (2)$$

(1) 式と (2) 式より1次側電力P_1と2次側電力P_2は

$$P_1 : P_2 = V_1 I_1 : V_2 I_2 = n_1 n_2 : n_1 n_2$$

$$P_1 = P_2$$

となり、1次側と2次側では電圧が増幅されれば電流が減少し、電力的には等しいことがわかる。

本問題では1次側の電圧、と巻き数および2次側の電圧がわかっているので、(1) 式に代入すると

$$100 : 50 = 200 : n_2$$

$$n_2 = \frac{50 \times 200}{100} = 100 \text{回}$$

となる。

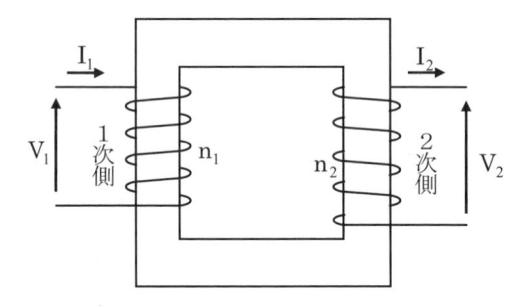

［正解　2］

<文 献>

福長一義ほか　編：臨床工学講座　医用電気工学2 第2版. 医歯薬出版. 2015. P143〜P146
小野哲章ほか　編：臨床工学技士標準テキスト第2版増補. 金原出版. 2014. P134〜P135

◆過去5年間に出題された関連問題

［23回-午前-問題52］　［24回-午後-問題50］　［25回-午後-問題52］
［27回-午後-問題52］

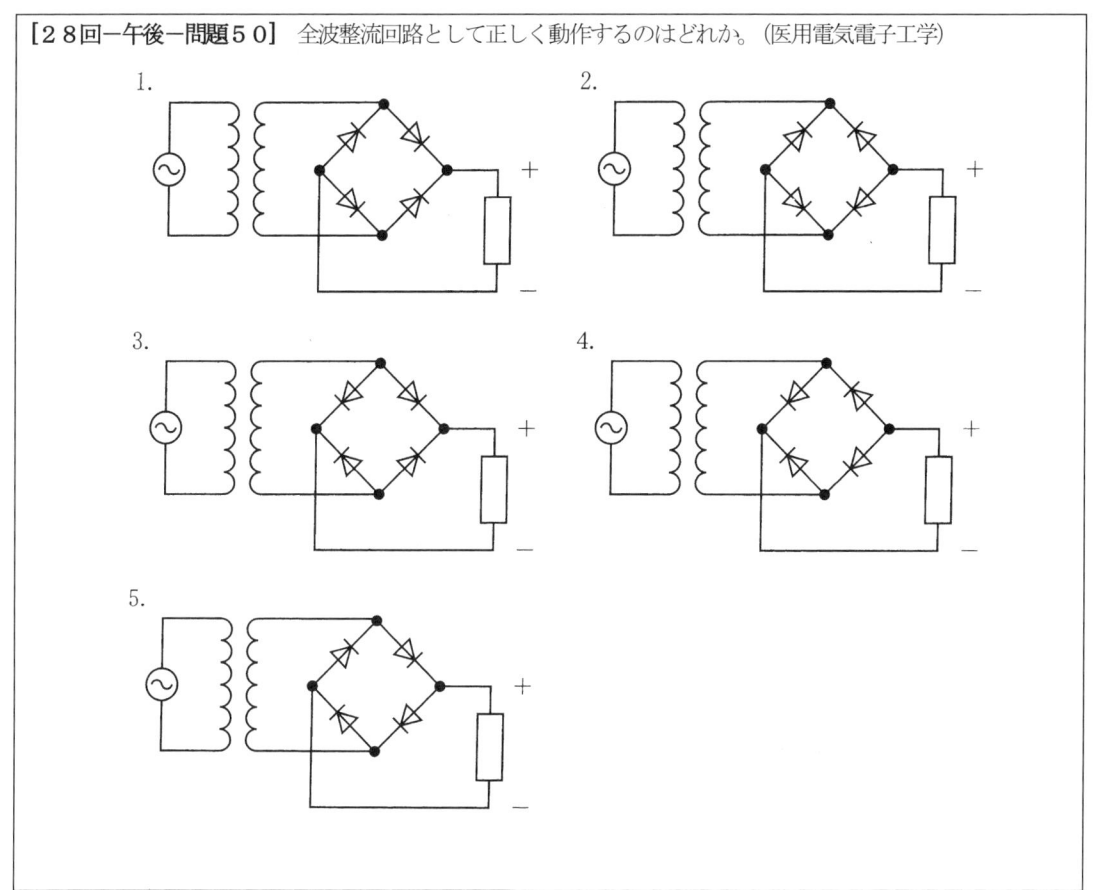

[28回-午後-問題50] 全波整流回路として正しく動作するのはどれか。(医用電気電子工学)

◆キーワード

全波整流回路

◆解 説

　ダイオードブリッジ型全波整流回路の回路構造を問う問題である。理想的な整流ダイオードでは、電流方向がアノードからカソードの一方通行に制限される。交流入力信号の正・負両極性において、ブリッジ状に配置されたダイオードに電流が流れ、出力端子にすべて正極性の信号が加わる条件の回路をさがす。具体的には、いずれの極性時にも図中の出力負荷抵抗に電流が上から下方向に流れる回路となる。

　問題回路の入力電源はすべて変圧器（トランス）に接続されているため、ダイオードブリッジと接続関係にある変圧器の二次側には、本来、変圧器の巻数比に応じた起電力が加わる。その二次側起電力を v_i として、以下の図1の回路図を用いて説明する。

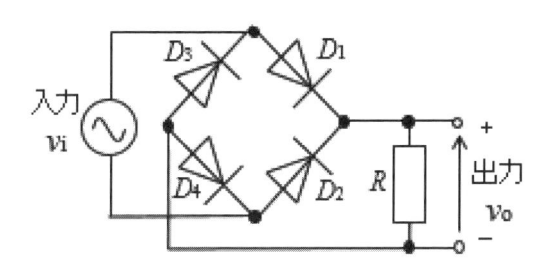

図1　ダイオードブリッジ型全波整流回路

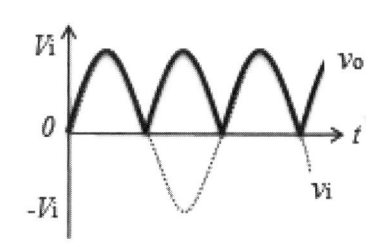

図2　全波整流波形

二次側起電力 v_i は交流であるため、正極性と負極性の時間帯が交互に切り替わる。仮に、v_i が正極性の時間帯では図１回路は図３と等価な状態にあり、電流は"電源→D_1→R→D_4→電源"の経路をたどって流れる。v_i が負極性の時間帯では図１回路は図４と等価な状態にあり、電流は"電源→D_2→R→D_3→電源"の経路をたどって流れる。このとき着目すべきは、出力負荷抵抗 R に流れる電流方向であり、いずれの極性においても負荷の上から下の方向に電流が流れることになる。この電流が流れたことによって計測される負荷電圧は、図２の実線波形のごとく、すべての信号が正極性で出力される（全波整流波形）。

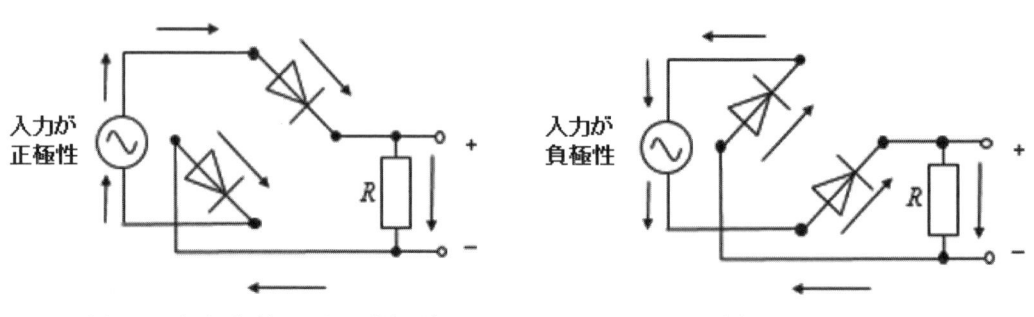

図３　入力が正極性のときの電流の流れ　　図４　入力が負極性のときの電流の流れ

　交流を直流に変換するための電源回路（AC アダプタなどの内部回路）において、整流回路は欠かせないものであり、ダイオードブリッジ型全波整流回路はすべての極性を正極性で取り出せるため電力効率もよい。電源回路では、この後、コンデンサの充放電やチョークコイルの周波数特性を利用し波形の平滑化を行い、より直流に近い信号に変換する。最終的には定電圧安定化回路により、安定した直流信号を得る。

［正解　1］

＜文　献＞
　中島章夫ほか　編：臨床工学講座　医用電子工学第２版．医歯薬出版．2015．P22～P24

◆過去５年間に出題された関連問題
　該当なし

[28回-午後-問題51] 理想演算増幅器について正しいのはどれか。(医用電気電子工学)
a. 周波数帯域幅は無限大である。
b. 出力インピーダンスは無限大である。
c. 同相除去比(CMRR)はゼロである。
d. 入力端子に流れ込む電流はゼロである。
e. スルーレートは無限大である。

1. a、b、c　　2. a、b、e　　3. a、d、e　　4. b、c、d　　5. c、d、e

◆キーワード

理想演算増幅器の電気特性

◆解説

演算増幅器は集積化した高性能の差動増幅器であり、2つの入力端子(反転端子、非反転端子)と、その入力端子間信号差を増幅して出力する出力端子を1つもつ。演算増幅器を増幅目的で使用する場合は、他の素子と組み合わせて負帰還回路を構成して使用する。負帰還回路では、回路全体の利得が組み合わせた素子の値や特性に依存するため、アナログ信号に対する様々な演算が可能となる。理想的な演算増幅器は、理想的な差動増幅器として扱えるため、以下のような電気特性をもつ。

理想的な演算増幅器の電気特性(理想特性は括弧内の太字で表す)
① 差動利得(オープンループゲインともいう)が非常に大きい　(**無限大**)
② 同相利得が非常に小さい　(**ゼロ**)
③ ①②より同相除去比(CMRR)は非常に大きい　(**無限大**)
④ 入力インピーダンスは非常に大きい　(**無限大**)
⑤ 出力インピーダンスは非常に小さい　(**ゼロ**)
⑥ 周波数帯域幅が非常に広い　(**DC～無限大**)
⑦ スルーレート(応答性)は非常に大きい　(**無限大**)

d. 入力端子から電流が流れ込むことはない。しかし、増幅回路として利用される際、入力端子間の電位差がほぼ0Vとなるように振る舞う(これをイマジナリーショート、仮想短絡という)ため、ある意味では、矛盾した電気特性が同時に成立するのも演算増幅器の特徴となる。

e. スルーレート(SR[V/μs])とは、ステップ入力などに対する出力の立ち上がり特性を評価した応答性の指標である。入力立ち上がりに追従し、0秒で瞬時に立ち上がる理想的SR値は無限大となる。

[正解　3]

<文献>
中島章夫ほか　編:臨床工学講座　医用電子工学第2版. 医歯薬出版. 2015. P97～P102

◆過去5年間に出題された関連問題

該当なし

[２８回－午後－問題５２] 図の回路は、電圧増幅度 26dB、入力抵抗 100kΩ の増幅回路である。抵抗 R_1 と R_2 の組合せはどれか。

ただし、A は理想演算増幅器で、$\log_{10}2 = 0.3$ とする。(医用電気電子工学)

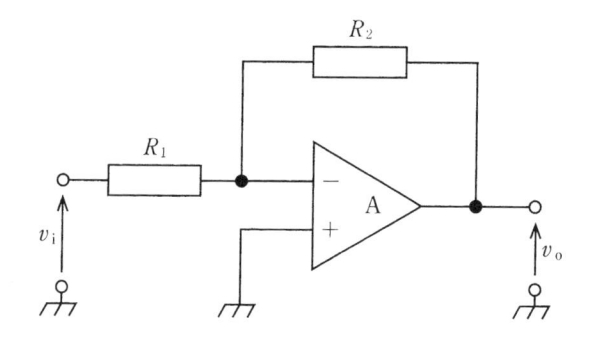

1. R_1＝5 kΩ、 R_2＝100 kΩ
2. R_1＝100 kΩ、 R_2＝1 MΩ
3. R_1＝100 kΩ、 R_2＝2 MΩ
4. R_1＝200 kΩ、 R_2＝4 MΩ
5. R_1＝200 kΩ、 R_2＝6 MΩ

◆キーワード

反転増幅回路

◆解 説

問題の回路は演算増幅器で構成した反転増幅回路であり、入力信号は外付けの抵抗比で増幅され、位相が反転して出力される。

右図にて、回路電流を i、入力電圧 v_i、出力電圧 v_o とおくと、以下の関係式となる。

$$i = \frac{v_i - 0}{R_i} = \frac{0 - v_o}{R_f} \rightarrow \frac{v_o}{v_i} = -\frac{R_f}{R_i}$$

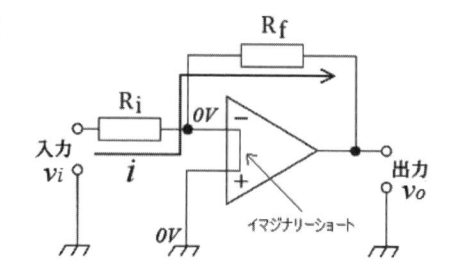

ここで、回路の入力抵抗は電流 i の値を決定づける抵抗要素 R_i であり、問題の回路では R_1 がそれにあたる。また、設問文から R_1＝100kΩ であることが読み取れる。

問題において、電圧増幅度 26dB を倍率に換算すると、

$26 = 20 + 6 = 20 \times \log_{10}|10| + 20 \times \log_{10}|2| = 20 \times \log_{10}|(10 \times 2)| = 20 \times \log_{10}\left|\left(-\frac{R_2}{R_1}\right)\right|$

反転増幅回路であるため、上記の関係式から−20 倍（入出力位相が反転するため、負の倍率）の増幅度になるが、抵抗比との関係では次式が成立する。

$\frac{R_2}{R_1} = 20 \rightarrow R_2 = 20 \times R_1 = 20 \times 100\text{k} = 2000\text{k} = 2\text{M}$

［正解 3］

＜文 献＞

中島章夫ほか 編：臨床工学講座 医用電子工学第 2 版．医歯薬出版．2015．P104～P107

◆過去5年間に出題された関連問題

［２５回－午前－問題５３］　［２５回－午後－問題５５］

[２８回－午後－問題５３] 図の回路において出力電圧 v_o [V] はどれか。
ただし、入力電圧 v_1＝20mV、v_2＝10mV、Aは理想演算増幅器とする。(医用電気電子工学)

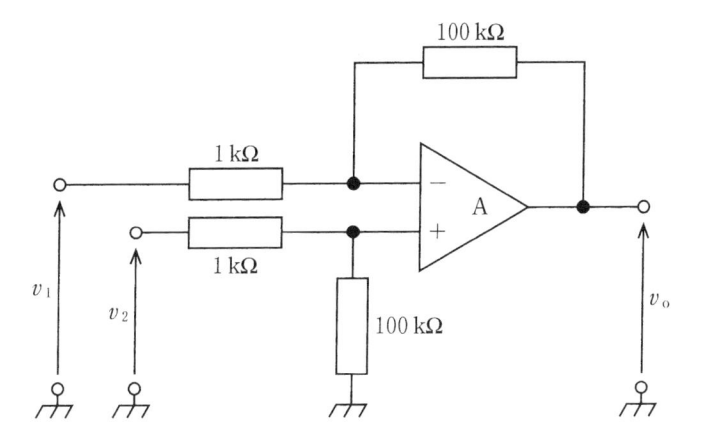

1. －10
2. －1
3. 1
4. 10
5. 100

◆キーワード

差動増幅回路

◆解　説

　理想演算増幅器を用いて構成した差動増幅回路である。回路に入力される信号差(v_2-v_1)が以下の式の通り、外付け抵抗比に応じて増幅される。

$$v_o = \frac{100\mathrm{k}\Omega}{1\mathrm{k}\Omega}(v_2 - v_1) = 100 \times (v_2 - v_1)$$

問題の、入力電圧 v_1＝20mV、v_2＝10mV を上式に代入し計算すると、

$$v_o = 100 \times (v_2 - v_1) = 100 \times (10 \times 10^{-3} - 20 \times 10^{-3}) = 100 \times (-10 \times 10^{-3}) = -1$$

[正解　2]

＜文　献＞

中島章夫ほか　編：臨床工学講座　医用電子工学第2版. 医歯薬出版. 2015. P118～P120

◆過去５年間に出題された関連問題

　［２６回－午後－問題５４］　　［２７回－午後－問題５３］

[２８回－午後－問題５４] 差動増幅器の入力端子間に 2mV を入力したとき、4V の出力が得られた。この入力端子を短絡し、入力端子とアースの間に 1V を入力したとき、200mV の出力が得られた。
この差動増幅器の同相除去比（CMRR）[dB] はどれか。（医用電気電子工学）
1. 20
2. 40
3. 60
4. 80
5. 100

◆キーワード

同相除去比（CMRR）

◆解 説

差動増幅器は入力端子間信号差を増幅する増幅器であり、同相除去比（CMRR）はその性能指標である。入力端子間に信号差がある場合の差動増幅度を A_d[倍]、信号差のない同相信号に対する同相増幅度を A_c[倍]とした場合、CMRR[dB]は以下の関係で求まる。

$$\text{CMRR[dB]} = 20 \times \log_{10} \left| \frac{A_d}{A_c} \right|$$

問題において、差動増幅度および同相増幅度をそれぞれ求めると、

$$A_d = \frac{4}{2 \times 10^{-3}} = 2 \times 10^3$$

$$A_c = \frac{200 \times 10^{-3}}{1} = 2 \times 10^{-1}$$

よって、CMRR[dB]は

$$20 \times \log_{10} \left| \frac{A_d}{A_c} \right| = 20 \times \log_{10} \left| \frac{2 \times 10^3}{2 \times 10^{-1}} \right| = 20 \times \log_{10}(10^4) = 20 \times 4 = 80$$

[正解 4]

＜文 献＞

中島章夫ほか 編：臨床工学講座 医用電子工学第２版．医歯薬出版．2015．P101

◆過去５年間に出題された関連問題

［２４回－午後－問題５４］ ［２５回－午後－問題５６］ ［２６回－午後－問題５５］

[28回-午後-問題55] 変調後の信号の振幅が変化する変調方式はどれか。（医用電気電子工学）
1. PWM
2. FM
3. PM
4. PAM
5. PCM

◆キーワード

正弦波変調　パルス変調

◆解 説

　変調方式は、特定の単一周波数の正弦波を搬送波とする正弦波変調方式と特定のパルス波を搬送波とするパルス変調方式に分けられる。また、搬送波に対して乗せる信号によって、さらにアナログ変調、デジタル変調に分けられる。

　代表的な変調方式の分類を下表に示す。

	正弦波変調	パルス変調
アナログ変調	AM（振幅変調） FM（周波数変調） PM（位相変調）	PAM（パルス振幅変調） PWM（パルス幅変調） PNM（パルス数変調） PFM（パルス周波数変調） PPM（パルス位置変調）
デジタル変調	ASK（振幅偏移変調） FSK（周波数偏移変調） PSK（位相偏移変調）	PCM（パルス符号変調）

1. PWM（パルス幅変調；Plus Width Modulation）：信号がパルスの幅に変換されるパルス変調方式
2. FM（周波数変調；Frequency Modulation）：信号が正弦波の高低に変換される正弦波変調方式
3. PM（位相変調；Phase Modulation）：信号が正弦波の位相変化に変換される正弦波変調方式
4. PAM（パルス振幅変調；Plus Amplitude Modulation）：信号がパルスの振幅に変換されるパルス変調方式
5. PCM（パルス符号変調；Plus Code Modulation）：信号が2値信号のパルス列に変換されるパルス変調方式であり、AD変換を行うことに等しい。

［正解　4］

<文 献>

中島章夫ほか　編：臨床工学講座　医用電子工学第2版. 医歯薬出版. 2015. P206〜P227

◆過去5年間に出題された関連問題

　［24回-午前-問題57］　　［26回-午前-問題55］　　［27回-午後-問題57］

[28回-午後-問題56] 正しい組合せはどれか。(医用電気電子工学)
1. RAM ──────── 制御装置
2. OCR ──────── 入力装置
3. RAID ──────── 演算装置
4. タッチパネル ──────── 記憶装置
5. USBフラッシュメモリ ── 出力装置

◆キーワード

ハードウェア　5大装置（入力、制御、演算、記憶、出力）

◆解　説

　コンピュータを構成するハードウェアに関する知識を問う問題である。コンピュータの基本的な機能は、入力、制御、演算、記憶、出力の5つに分けることができ、これらをコンピュータの5大機能と呼ぶ。

　　入　力：人間がコンピュータに情報を伝える。
　　制　御：プログラム命令を解読し、情報の流れを制御する。
　　演　算：命令に従い情報の演算を行う。
　　記　憶：情報を記憶する。
　　出　力：コンピュータから人間に情報を伝える。

　これらの機能を持った装置をそれぞれ入力装置、制御装置、演算装置、記憶装置、出力装置といい、コンピュータはこの5大装置によって構成される。このうち制御装置と演算装置はコンピュータの中核をなす装置である中央処理装置（CPU）に含まれる。また、記憶装置は主記憶装置と補助記憶装置に大別される。

1. RAMは半導体を利用した記憶装置であり、電源を切ると情報が消えてしまう揮発性メモリである。主記憶装置（メインメモリ）に用いられるDRAMと、レジスタやキャッシュメモリなどに用いられるSRAMがある。
2. OCR（Optical Character Reader）は紙面上の文字を光学的に読み取る入力装置である。ただし現在ではソフトウェアとして提供されることも多く、スキャナ等で読み込んだ画像上から文字を識別し文書に変換するアプリケーションをOCRソフトという。
3. RAID（Redundant Arrays of Inexpensive Disks）はアクセス速度の向上や信頼性の向上を目的に、複数台の補助記憶装置を組み合わせて管理する技術である。
4. タッチパネルは画面上に指先やペンで触れることで操作を行う入力装置である。出力装置である画面と一体化している。スマートフォン、タブレットPC、ATMなどで用いられている。
5. USBフラッシュメモリは半導体を利用した記憶装置であり、電源を切っても情報が保持される不揮発性メモリである。補助記憶装置として汎用されている。

［正解　2］

<文　献>

　菊地　眞ほか　編：臨床工学講座　医用情報処理工学. 医歯薬出版. 2010. P45～P69

◆過去5年間に出題された関連問題

　　［23回-午前-問題59］　［24回-午後-問題56］　［26回-午後-問題58］
　　［27回-午前-問題56］

> [28回-午後-問題57] オペレーティングシステムの役割について正しいのはどれか。
>
> (医用電気電子工学)
>
> a. 患者情報データベースの検索
> b. ファイルシステムの管理
> c. 周辺装置の制御
> d. 電子メールのウイルスチェック
> e. 画像ファイルの編集
>
> 1. a、b 2. a、e 3. b、c 4. c、d 5. d、e

◆キーワード

オペレーティングシステム　ソフトウェア

◆解　説

　「情報処理システムのプログラム、手続き、規則及び関連文書の全体又は一部分」をソフトウェアといい、ソフトウェアはそれを記憶した媒体とは無関係な知的創造物である。

　狭義のソフトウェアはプログラムのことを指し、アプリケーションソフトウェア、オペレーティングシステム、ミドルウェアに大別することができる。アプリケーションソフトウェア（応用ソフトウェア）は個別の目的に合わせて用いられる専用プログラムで、文書作成ソフトや表計算ソフト、データベース、Webブラウザなどがある。オペレーティングシステム（OS、基本ソフトウェア）はアプリケーションソフトウェアが効率よくハードウェアを使えるように、ファイルシステムの管理やユーザインターフェースの提供など基盤となる機能を担うプログラムであり、Windows、Mac OS、Linux、UNIXなどがある。

a. アプリケーションソフトウェアの役割である。例）Access、File Maker
b. 記憶装置上の情報を管理（読み、書き、コピー、移動、削除など）する仕組みをファイルシステムといい、オペレーティングシステムの役割の一つである。
c. 入出力装置など周辺装置の制御はオペレーティングシステムの役割の一つである。アプリケーションプログラムがこれらの装置の機能を利用する場合には、APIおよびデバイスドライバを介して操作する。
d. アプリケーションソフトウェアの役割である。例）ウイルスバスター、ノートンセキュリティ
e. アプリケーションソフトウェアの役割である。例）Photoshop、ペイント

[正解　3]

<文　献>
　菊地　眞ほか　編：臨床工学講座　医用情報処理工学．医歯薬出版．2010．P71～P87

◆過去5年間に出題された関連問題
　[25回-午前-問題57]　[27回-午後-問題58]

[28回-午後-問題58] コンピュータネットワークに関係する用語とその機能との組合せで正しいのはどれか。(医用電気電子工学)

a. DNS ── IPアドレスとホスト名の変換
b. WPA ── 広域ネットワーク
c. HTML ── インターネット上の資源の位置を表す識別子
d. HTTP ── 光ファイバを用いたインターネット接続サービス
e. SMTP ── 電子メールの配送

1. a、b   2. a、e   3. b、c   4. c、d   5. d、e

◆キーワード

ネットワーク　インターネット　通信プロトコル

◆解説

　コンピュータネットワークに関係する用語として、通信プロトコル (HTTP、DHCP、SMTP、POP、FTP、Telnet、TCP/IP、PPP)、ネットワーク構成 (LAN、WAN、WWW)、インターネット接続手段 (ISDN、ADSL、FTTH、CATV)、アドレス解決 (DNS、DHCP)、セキュリティ (SSL) などの略語が頻出する。

a. DNSはドメイン名やホスト名とIPアドレスの対応関係を管理するデータベースシステムであり、管理するコンピュータをDNSサーバまたはネームサーバという。
b. WPAは無線暗号化技術の1つで、従来のWEPに比べて高いセキュリティをもつ。広域ネットワークはWAN。
c. HTMLはマークアップ言語の1つで、ウェブページを記述する際に用いられる。マークアップ言語は文書を表示する際の体裁の指示を主な目的とするデータ記述言語である。インターネット上の資源の位置を表す識別子はURLまたはURI。
d. HTTPはWebサーバとWebブラウザ等の間でデータを送受信する際に使われる通信プロトコルである。光ファイバを用いたインターネット接続サービスはFTTH。
e. SMTPは電子メールの送信時 (メーラからメールサーバへ送信する際と、メールサーバ間でメールを送受信する際) に使われる通信プロトコルである。

[正解　2]

<文　献>
　菊地　眞ほか　編：臨床工学講座　医用情報処理工学. 医歯薬出版. 2010. P84、P150〜P151、P157

◆過去5年間に出題された関連問題
　[24回-午前-問題60]

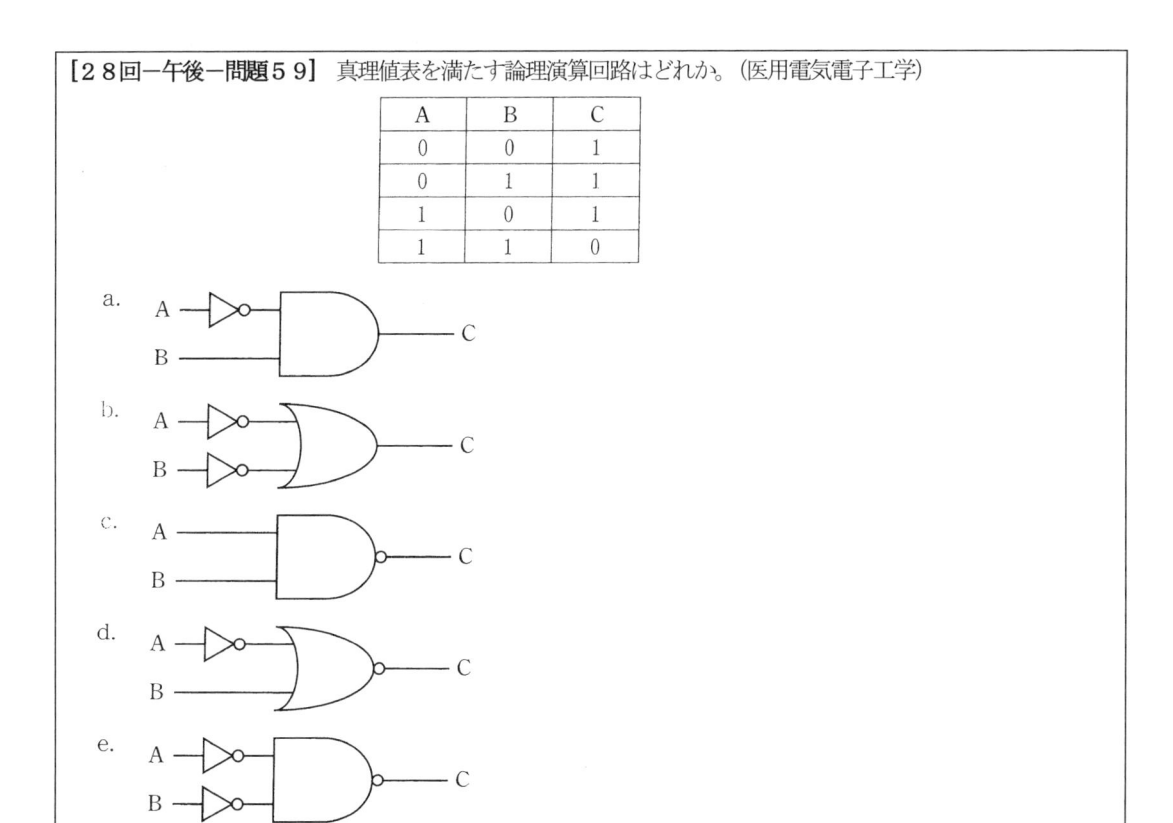

[28回−午後−問題59] 真理値表を満たす論理演算回路はどれか。(医用電気電子工学)

A	B	C
0	0	1
0	1	1
1	0	1
1	1	0

a. (NOT A) AND B → C
b. (NOT A) OR (NOT B) → C
c. A AND B のNAND → C
d. (NOT A) NOR B → C
e. (NOT A) NAND (NOT B) → C

◆キーワード

真理値表　論理演算　論理ゲート

◆解　説

　選択肢にある各論理回路の真理値表を作成することでも答えを求めることができるが、問題の真理値表および各論理回路の論理式(論理関数)を求めるほうがより簡潔である。論理式を求めるためには、各ゲート記号 (AND、OR、NOT、NAND、NOR、XOR) の論理式が基本となる。

　問題の真理値表はNAND回路の真理値表であり、論理式は $C = \overline{A \cdot B}$ で表される。

　選択肢の論理回路はそれぞれ以下の論理式で表される。

a. $C = \bar{A} \cdot B$
b. $C = \bar{A} + \bar{B}$　ド・モルガンの定理より、$= \overline{A \cdot B}$
c. $C = \overline{A \cdot B}$　←NAND回路そのもの
d. $C = \overline{\bar{A} + B}$　ド・モルガンの定理より、$= \bar{\bar{A}} \cdot \bar{B} = A \cdot \bar{B}$
e. $C = \overline{\bar{A} \cdot \bar{B}}$　ド・モルガンの定理より、$= \bar{\bar{A}} + \bar{\bar{B}} = A + B$

[正解　3]

<文　献>

　菊地　眞ほか　編：臨床工学講座　医用情報処理工学．医歯薬出版．2010．P29〜P33

◆過去5年間に出題された関連問題

　[24回−午後−問題59]　[25回−午前−問題59]　[25回−午前−問題60]
　[26回−午後−問題61]　[27回−午前−問題61]

[28回−午後−問題60] 0〜1kHzの帯域をもつアナログ信号をAD変換するとき、サンプリング定理によって決まるサンプリング間隔 [ms] の上限はどれか。(医用電気電子工学)

1. 0.2
2. 0.5
3. 1.0
4. 1.5
5. 2.0

◆キーワード

AD変換　サンプリング周波数　サンプリング間隔　サンプリング定理

◆解　説

アナログ信号をデジタル信号に変換することをAD変換という。AD変換は標本化、量子化、符号化の3段階で行われ、各段階では以下の処理が行われる。

①標本化：入力信号を一定の時間間隔で取り込む。
②量子化：標本化によって得られた信号値を離散値で近似する。
③符号化：量子化された離散値を2進数に変換する。

このうち標本化のことをサンプリングともいい、標本化を行う時間間隔をサンプリング間隔（またはサンプリング周期）[s]、その逆数をサンプリング周波数 [Hz] という。サンプリング周波数は1秒間に行うサンプリングの回数を表す。

標本化においては「入力信号の波形を忠実に再現するためには、入力信号の最大周波数の2倍を超える周波数をサンプリング周波数として用いる必要がある。」ということが知られており、これをサンプリング定理（標本化定理）という。問題ではこのサンプリング定理にあてはめたサンプリング周波数を答えられるかどうかが解法のポイントである。なお、サンプリング間隔はサンプリング周波数の逆数で求められる。

(計算式)
入力信号の最大周波数 1 kHz × 2 ＝ 2 kHz　←サンプリング定理によるサンプリング周波数の下限
最大サンプリング間隔＝サンプリング周波数 2 kHz の逆数＝1 / 2000 s ＝0.5 ms

[正解　2]

＜文　献＞
中島章夫ほか　編：臨床工学講座　医用電子工学第2版．医歯薬出版．2015．P178〜P179

◆過去5年間に出題された関連問題

[23回−午前−問題62]　[24回−午前−問題62]　[26回−午後−問題57]
[27回−午後−問題61]

[28回-午後-問題61] 正しいのはどれか。（医用電気電子工学）
a. 時系列信号の自己相関関数から信号の周期を知ることができる。
b. 時系列信号をフーリエ変換すると信号の周波数成分を知ることができる。
c. パワースペクトルから信号の位相情報を知ることができる。
d. 同じ基本周波数の矩形波とのこぎり波のパワースペクトルは等しい。
e. 正弦波の周波数を倍にするとパワースペクトルのパワーは4倍になる。

1. a、b　2. a、e　3. b、c　4. c、d　5. d、e

◆キーワード

時系列信号　自己相関関数　フーリエ変換　パワースペクトル

◆解 説

心電図、脳波、体温など時間的に変化する値を連ねた信号を時系列信号という。時系列信号は周波数の異なる正弦波の和で合成される。時系列信号の処理にはフーリエ変換、パワースペクトル、自己相関関数などの手法が用いられる。

フーリエ変換：　　　　　周波数成分の分析のための手法。周期的に変化する複雑な波形について、どのような周波数特性をもつ正弦波の要素からなるかを調べることができる。
高速フーリエ変換（FFT）：フーリエ変換をコンピュータ上で自動的に高速で行い、曲線に含まれる周波数成分をスペクトルの形で表示する手法。
逆フーリエ変換：　　　　複数の正弦波を合成して複雑な周期的波形を作り出す手法。
パワースペクトル：　　　フーリエ変換の結果を、周波数成分ごとにその強度（振幅の2乗）をプロットしたもの。
自己相関数：　　　　　　ある信号とそれを一定時間ずらした信号との整合性を測る尺度。不規則雑音に埋もれた周期的な信号の周期特性が得られる。これをフーリエ変換することによってパワースペクトルが求められる。脳波の解析などで用いる。

a. 自己相関関数を用いることで不規則雑音に埋もれている周期的な信号を見出すことができる。
b. フーリエ変換を用いることで時系列信号を構成する正弦波に分解することができる。
c. パワースペクトルからは信号に含まれる周波数成分およびその強度がわかるが、位相はわからない。
d. 矩形波とのこぎり波では基本周波数が同一であっても、含まれる周波数成分がすべて同一とは考えられないため、パワースペクトルが等しくなることはない。またパワースペクトルには振幅が影響する。
e. パワースペクトルのパワーは周波数ではなく、振幅の2乗に対応する。

［正解　1］

<文　献>

嶋津秀昭ほか　著：臨床工学講座　医用システム・制御工学. 医歯薬出版. 2012. P97～P107
小野哲章ほか　編：臨床工学技士標準テキスト第2版. 金原出版. 2012. P188～P189

◆過去5年間に出題された関連問題

［26回-午前-問題61］　［26回-午後-問題62］

[28回-午後-問題62] ブロック線図に示すシステムの時定数［秒］はどれか。
ただし、sはラプラス変換後の変数を表す。（医用電気電子工学）

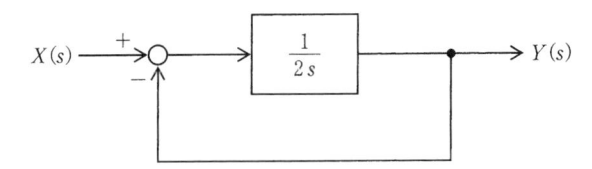

1. 0.25
2. 0.5
3. 1.0
4. 2.0
5. 4.0

◆キーワード

伝達関数　ブロック線図　時定数

◆解　説

　問題のブロック線図では、構成要素がネガティブフィードバック結合をしていることが特徴である。直列結合部分は構成要素の積で表され、フィードバック結合部分は入力 $X(s)$ に出力と同じ $Y(s)$ がマイナスで加わることから、出力 $Y(s)$ は次の式で表される。

$$Y(s) = (X(s) - Y(s)) \cdot \frac{1}{2s} \quad \text{以下、これを変形して}$$

$$Y(s) = X(s) \cdot \frac{1}{2s} - Y(s) \cdot \frac{1}{2s}$$

$$Y(s) + Y(s) \cdot \frac{1}{2s} = X(s) \cdot \frac{1}{2s}$$

$$Y(s)(1 + \frac{1}{2s}) = X(s) \cdot \frac{1}{2s}$$

$$Y(s)/X(s) = \frac{1}{2s} \div \left(1 + \frac{1}{2s}\right) = \frac{1}{2s} \times \frac{1}{1+\frac{1}{2s}} = \frac{1}{2s+1} \quad \cdots ①$$

　時定数とは一次遅れ系システム（電気系システムであれば、1つの抵抗と1つの静電容量で構成される）において、変化の早さの目安を示す指標として用いられる値［秒］であり、一般的に定常状態における出力値の63.2％に到達するまでの時間で表される。一次遅れ系の伝達関数は、

$$Y(s)/X(s) = \frac{K}{Ts+1} \quad (K：定常状態における出力値、T：時定数、s：ラプラス変数) \cdots ②$$

と一般化されることから、①式において②式の T に相当する値が時定数である。

［正解　4］

＜文　献＞

嶋津秀昭ほか　著：臨床工学講座　医用システム・制御工学．医歯薬出版．2012．P84～P87、P89～P94

◆過去5年間に出題された関連問題

　［23回-午前-問題63］　［24回-午前-問題63］　［25回-午後-問題63］
　［26回-午前-問題62］　［27回-午後-問題63］

[28回-午後-問題63] VCV (volume control ventilation) 施行中に気道内圧上昇を来すのはどれか。

(生体機能代行装置学)

a. カフリーク
b. 片肺挿管
c. 気管支痙攣
d. ファイティング
e. 肺コンプライアンス増加

1. a、b、c　2. a、b、e　3. a、d、e　4. b、c、d　5. c、d、e

◆キーワード

VCV　気道内圧上昇

◆解　説

　　VCVは一回または分時の換気量、吸気時間を設定して換気を行う方法である。
　　VCV施行中に気道内圧が上昇する原因には、次のものがある。
　　　ファイティング、肺胸郭コンプライアンスの低下、痰など分泌物の貯留、呼吸回路の閉塞、片肺挿管など

a. カフリークが生じると気道内圧は上昇せず、換気量が低下する。
b. 片肺挿管は片肺分の容量に送気するため、気道内圧は上昇する。
c. 気管支の痙攣により気道抵抗が上昇し、気道内圧は上昇する。
d. ファイティングにより気道内圧は上昇する。
e. 肺コンプライアンスの増加（肺が膨らみやすい）は気道内圧を低下させる。

[正解　4]

＜文　献＞

　　廣瀬　稔ほか　編：臨床工学講座　生体機能代行装置学　呼吸療法装置．医歯薬出版．2014．P137～P138

◆過去5年間に出題された関連問題

　　[23回-午前-問題66]

[28回-午後-問題64] 高気圧酸素治療について正しいのはどれか。（生体機能代行装置学）
1. 結合型酸素量は酸素分圧に比例して増大する。
2. 2.0ATA、100%酸素における肺胞酸素分圧は1.0ATAの1.7倍となる。
3. 溶解型酸素量よりも結合型酸素量の増大による効果が大きい。
4. 2.8ATA、100%酸素における溶解型酸素量は安静時分時酸素需要量を上回る。
5. 減圧症への有効性は示されていない。

◆キーワード

高気圧酸素治療　肺胞気式　結合型酸素　溶解型酸素

◆解　説

　高気圧酸素治療は、2絶対気圧以上で1時間以上純酸素（酸素濃度100%）を投与する治療である。
　原理として、加圧による物理的効果（ボイルの法則）と動脈血酸素量の増大効果（ヘンリーの法則）などがある。
　動脈血に含まれる酸素量（酸素含量）は結合型酸素量と溶解型酸素量の総和である。
　結合型酸素はヘモグロビン（Hb）と結合することによって運搬される酸素量を表し、次式で求める。

　　結合型酸素量＝1.39 [mL/g]×Hb [g/dL]×S_aO_2 [%]

　　正常値：1.39×15×0.98＝20.4 [vol%]

　溶解型酸素は血漿中に溶解して運搬される酸素量を表し、次式で求める。

　　溶解型酸素量＝0.0031 [mL/mmHg/dL]×P_aO_2 [mmHg]

　　正常値：0.0031×100＝0.31 [vol%]

　高気圧環境下で100%酸素を吸入した場合の肺胞気酸素分圧は次式で求める。

　　P_AO_2＝760 [mmHg]×環境気圧 [ATA]－飽和水蒸気圧 [mmHg]－動脈血二酸化炭素分圧 [mmHg]

　　1.0 [ATA]で100%酸素吸入　　：760×1－47－40＝673 [mmHg]
　　2.0 [ATA]で100%酸素吸入　　：760×2－47－40＝1433 [mmHg]
　　2.8 [ATA]で100%酸素吸入　　：760×2.8－47－40＝2041 [mmHg]

1. 溶解型酸素量は酸素分圧に比例して増大する。
2. およそ2.1倍となる。
3. 結合型酸素量よりも溶解型酸素量の増大による効果が大きい。
4. 2.8ATA、100%酸素における溶解型酸素量＝0.0031×P_aO_2＝0.0031×2000＝6.2 [vol%]
　　安静時分時酸素需要量＝動脈血酸素含量－静脈血酸素含量＝20.4－15.8＝4.6 [vol%]
　　2.8ATA、100%酸素における溶解型酸素量は安静時分時酸素需要量を上回る。
5. 加圧による物理的効果により減圧症の治療が行われる。

[正解　4]

＜文　献＞

　廣瀬　稔ほか　編：臨床工学講座　生体機能代行装置学　呼吸療法装置．医歯薬出版．2014．P90～P94

◆過去5年間に出題された関連問題

　[23回-午後-問題66]　[25回-午前-問題67]　[27回-午後-問題64]

[２８回－午後－問題６５] 吸気終末停止（EIP）で正しいのはどれか。（生体機能代行装置学）
a. 補助換気で使用できない。
b. PCV（pressure control ventilation）で設定する。
c. 吸気時間の５％程度に設定する。
d. 不均等換気が是正できる。
e. 静肺コンプライアンスを推定できる。

1. a、b　2. a、e　3. b、c　4. c、d　5. d、e

◆キーワード

EIP　不均等換気　静肺コンプライアンス

◆解　説

　吸気終末休止（EIP）は吸気ポーズ、プラトーと呼ばれる。吸気相の終末に送気ガスが停止しても、すぐに呼気相に移らず呼気弁が閉じたままの状態で一定時間（0.5 秒前後または１呼吸サイクルの５～10％）待ち、肺胞が膨張した状態をその時間のあいだ保ったのち呼気相に移行する方法である。

　圧波形は最高気道内圧から徐々に低下してプラトーに達する。この理由として時定数の大きい肺胞（気道狭小や肺胞のコンプライアンスが低いため、開くために時間がかかる肺胞）が徐々に広がるためである。

　吸気の終末に、ある一定の気道内圧を一定時間かけると肺胞内ガスの再分配が起こり、不均等換気の是正ができる。PEEPと同様の効果（酸素化の改善）を吸気相でも行おうとするものであり、補助換気方でも使用可能である。

a. IMV、SIMVといった補助換気に使用できる。
b. VCV（volume control ventilation）で設定する。
　PCVは吸気圧を一定時間維持させるため、不均等換気が少ないという利点がある。
c. 0.5 秒前後または１呼吸サイクルの５～10％に設定する。
e. 気道内圧がプラトーになったときの圧力（P_{EIP}：吸気終末ポーズ圧）は、弾性成分のみを表しており、静肺コンプライアンスという。
　　静肺コンプライアンス＝ 一回換気量 ÷（P_{EIP} －PEEP）で求めることができる。

［正解　5］

＜文　献＞

廣瀬　稔ほか　編：臨床工学講座　生体機能代行装置学　呼吸療法装置. 医歯薬出版. 2014. P141、P193

◆過去５年間に出題された関連問題

［２７回－午前－問題６４］

【２８回－午後－問題６６】 FIO_2 0.7 で PaO_2 150mmHg、$PaCO_2$ 40mmHg の時、およその $A\text{-}aDO_2$ [mmHg] はどれか。

ただし、大気圧を 760mmHg とする。（生体機能代行装置学）

1. 100
2. 200
3. 300
4. 400
5. 500

◆キーワード

$A\text{-}aDO_2$

◆解　説

　$A\text{-}aDO_2$（肺胞気動脈血酸素分圧較差）は、肺胞気酸素分圧と動脈血酸素分圧の差であり、次式で表す。

　　$A\text{-}aDO_2 = P_AO_2 - P_aO_2 = P_IO_2 - P_aCO_2 / 0.8 - P_aO_2$ [mmHg]

　$A\text{-}aDO_2$ は、肺胞における酸素の拡散の程度を反映するものであり、大気圧、空気吸入時には 10mmHg 以下となる。

　$A\text{-}aDO_2$ が大きくなると、肺胞気から血液中に移行するガス交換の障害を意味し、換気血流比不均等分布、シャント、拡散障害が考えられる。

　上記式より
　$A\text{-}aDO_2 = P_IO_2 - P_aCO_2 / 0.8 - P_aO_2$
　　　　　　$= (760 - 47) \times 0.7 - 40 / 0.8 - 150$
　　　　　　$= 299.1$ [mmHg]

［正解　3］

＜文　献＞

　廣瀬　稔ほか　編：臨床工学講座　生体機能代行装置学　呼吸療法装置. 医歯薬出版. 2014. P141、P20〜P21

◆過去５年間に出題された関連問題

　該当なし

[28回−午後−問題67] 在宅人工呼吸療法（HMV）で正しいのはどれか。（生体機能代行装置学）

1. Ⅰ型呼吸不全患者が適応である。
2. 気管切開患者は適応でない。
3. 家族はHMVの教育を受ける必要がある。
4. 人工呼吸器はガス駆動である。
5. パルスオキシメータは用いられない。

◆キーワード

在宅人工呼吸療法

◆解説

　在宅人工呼吸療法（HMV）とは、長期間にわたり持続的に人工呼吸に依存せざるを得ず、かつ安定した病状にある患者について、在宅において実施する人工呼吸療法のことである。

　HMVの実施法には陰圧式人工呼吸と陽圧式人工呼吸があるが、効果などの点より概ね陽圧式人工呼吸が施行されている。

　陽圧式人工呼吸には気管切開などによる侵襲的方法（TPPV）と鼻マスク、フェイスマスクなどを用いた非侵襲的方法（NPPV）があるが、現在ではNPPVが大多数を占めている。

1. 適応基準は低酸素血症の原因が高二酸化炭素血症を伴うⅡ型呼吸不全である。
2. 気管切開患者は適応である。
3. 家族はHMV開始に至るまで、1ヶ月以上に及ぶ教育・訓練・実習などを経てHMVへの準備を整える。
4. 一般家庭には酸素や空気の配管がないことから、人工呼吸器の中にシリンダなどを設置し、駆動源は電源だけである必要がある。
5. 家庭で備えるべき機器および器具としてパルスオキシメータ、用手式人工呼吸器、吸引器、血圧計、心電図モニタなどがある。

[正解　3]

＜文　献＞

　廣瀬　稔ほか　編：臨床工学講座　生体機能代行装置学　呼吸療法装置．医歯薬出版．2014．P199〜P208

◆過去5年間に出題された関連問題

　該当なし

[28回-午後-問題68] 吸気側回路に**組み込まない**のはどれか。（生体機能代行装置学）
 a. 人工鼻
 b. カプノメータ
 c. 温度センサ
 d. ウォータートラップ
 e. バクテリアフィルタ

 1. a、b　2. a、e　3. b、c　4. c、d　5. d、e

◆キーワード

吸気側回路

◆解 説

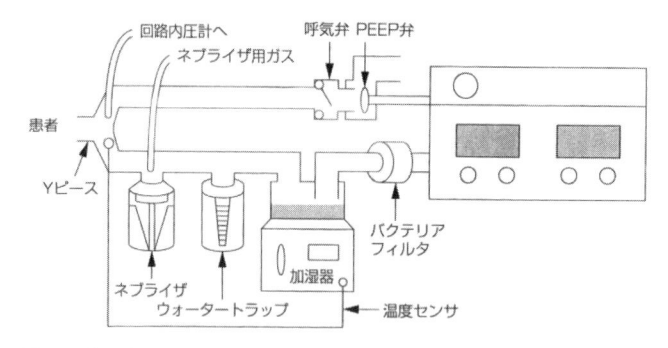

図に示すように、人工呼吸器送気口から患者を経由し、呼気ガス排出口までのガスが流れる一連の部分を呼吸回路といい、この中には次のものが含まれる。

 (1) 吸気弁：吸気時に開き、呼気時に閉じる。
 (2) バクテリアフィルタ：常在菌の通過を防ぎ、患者への侵入を防止。（吸気側）
　　　　　　　　　　　　人工呼吸器内の汚染防止、大気への常在菌の放散予防。（呼気側）
 (3) 患者呼吸回路（蛇管）：塩化ビニル、シリコンなど軟らかい素材を使用。
　　　　　　　　　　　　屈曲しないように蛇腹状の形状である。
 (4) 加温加湿器（温度センサ含む）：吸気ガスの加温加湿を行う。滅菌蒸留水を使用。
 (5) 人工鼻：吸湿性物質により、患者呼気中の熱と蒸気を捉え、吸気ガス中に放出。
 (6) ウォータートラップ：回路内に発生した結露を集める。呼吸回路の一番低い位置に設置する。
 (7) Yピース：気管内チューブと呼吸回路を繋ぐ。
 (8) 呼気弁：吸気時に閉じ、呼気時に開く。

a. Yピースと気管内チューブとの間に装着する。
b. 呼気中に含まれる二酸化炭素分圧（P_{ETCO_2}）を測定する装置であり、吸気側回路に組み込まない。

［正解　1］

＜文　献＞
　廣瀬　稔ほか　編：臨床工学講座　生体機能代行装置学　呼吸療法装置. 医歯薬出版. 2014. P128～P132

◆過去5年間に出題された関連問題
　該当なし

[２８回-午後-問題６９] 人工心肺中の限外濾過による血液濃縮器について正しいのはどれか。

(生体機能代行装置学)

a. 内部灌流型の装置である。
b. メインの送脱血回路に直列に組み込む。
c. 疎水性の多孔質中空糸膜を用いる。
d. 透析液を必要とする。
e. 排出液のNa、K濃度は細胞外液型である。

1. a、b 2. a、e 3. b、c 4. c、d 5. d、e

◆キーワード

血液濃縮器　血液内部灌流型

◆解　説

　血液濃縮器（ヘモコンセントレーター）は人工心肺中の血液希釈や心筋保護液などによる、高度希釈状態を自尿のみで回避困難な場合、輸血合併症を回避するため限外濾過（UF：ultrafiltration）により余剰水分を除去する血液濃縮が行われる。

1. 透析器と同様に血液が中空糸の内部を灌流し、水分は中空糸外部に排出される血液内部灌流型である。
2. 血液内部灌流型で圧力損失が高くなるため、メインの人工心肺回路内に直列に組み込むことは不可能。
3. 親水性の多孔質中空糸膜が使用される。
4. 透析液は必要としない。
5. 排泄される水分の電解質濃度は、血漿中の電解質濃度と等しい（細胞外液型）。

[正解　2]

<文　献>

上田裕一ほか　編：最新人工心肺 理論と実際 第4版. 名古屋大学出版会. 2011. P43～P45

◆過去5年間に出題された関連問題

該当なし

[２８回-午後-問題７０] 人工心肺による体外循環中に血中濃度が低下するのはどれか。

(生体機能代行装置学)

a. ナトリウム
b. カリウム
c. アドレナリン
d. グルコース
e. サイトカイン

1. a、b　2. a、e　3. b、c　4. c、d　5. d、e

◆キーワード

体外循環中のモニタリング

◆解　説

　人工心肺を用いた体外循環では、血行動態、血液、凝固線溶系、酸塩基平衡、電解質、内分泌、免疫系の変動が発生する。

a. 体外循環中の血中電解質濃度は一般的に低下する。
b. 体外循環中の血中カリウム濃度も一般的に低下する。原因として尿への排出、細胞外液から細胞内液へのシフトも関与している。シフトを促進する因子は低体温、アルカローシス、インスリン投与など。
c. 体外循環中のアドレナリン（エピネフリン）は顕著な分泌亢進状態となり増加する。
d. 体外循環中、特に低体温、無拍動流循環中はインスリン分泌不足により血糖値は上昇する。
e. 体外循環による単球やマクロファージの活性化により炎症性サイトカイン（インターロイキン IL-1、IL-6、IL-8、TNFなど）を放出する。

［正解　1］

＜文　献＞

　上田裕一ほか　編：最新人工心肺 理論と実際 第4版．名古屋大学出版会．2011．P107～P117

◆過去5年間に出題された関連問題

　　［２３回-午前-問題７１］　［２４回-午前-問題７１］　［２５回-午前-問題６９］
　　［２６回-午前-問題７１］　［２７回-午前-問題７１］

[28回-午後-問題71] 体外循環における血液希釈の目的として正しいのはどれか。

(生体機能代行装置学)

a. 血液粘性の増加
b. 酸素運搬能の増加
c. 輸血量の減少
d. 溶血の軽減
e. 膠質浸透圧の上昇

1. a、b 2. a、e 3. b、c 4. c、d 5. d、e

◆キーワード

血液希釈　血液粘性　膠質浸透圧

◆解説

　血液希釈には、①血液粘性抵抗の低下、②輸血量の軽減、③溶血の軽減、④脂肪塞栓の軽減、⑤代謝性アシドーシスの軽減などの利点がある。欠点は、赤血球成分が減少するために酸素運搬能が低下し、血漿浸透圧も希釈のため低下し組織浮腫の原因となる。また、血中カテコラミン希釈により灌流圧が低下する。このため、ヘマトクリット20％、ヘモグロビン7.0g/dLが一応の希釈限界とされている。

a. 血液希釈によって、ヘマトクリット値が低下するため血液粘調度も低下する。
b. 血液希釈によって、ヘマトクリット（ヘモグロビン）値が減少するため、同一灌流量では酸素運搬能は低下する。
c. ヘマトクリット値、ヘモグロビン値が希釈限界値内を維持できれば、同種血輸血の代わりに晶質液を用いるため輸血量の減少（節約）につながる。
d. 血液希釈によって血液粘性抵抗を低下させることで血液損傷による溶血を軽減する。
e. 膠質浸透圧は主にアルブミンに依存しており、希釈によってアルブミン値が低下することにより膠質浸透圧が低下する。そのため血管外腔への水分移行を促進し組織浮腫をきたす。

［正解　4］

＜文献＞

見目恭一ほか　編：臨床工学講座　生体機能代行装置学　体外循環装置. 医歯薬出版. 2013. P109

◆過去5年間に出題された関連問題

［23回-午後-問題69］

[２８回－午後－問題７２] 人工心肺による体外循環中の操作について**誤っている**のはどれか。

(生体機能代行装置学)

a. 平均動脈圧を 60〜80mmHg に維持する。
b. 混合静脈血酸素飽和度を 70％以上に維持する。
c. ACT（activated clotting time）を 200〜300 秒に維持する。
d. 復温時の送血温と脱血温の差を 10℃以上に維持する。
e. プロタミンはヘパリン初期投与量の 3〜5 倍を投与する。

1. a、b、c　　2. a、b、e　　3. a、d、e　　4. b、c、d　　5. c、d、e

◆キーワード

平均動脈圧　混合静脈血酸素飽和度　ACT　プロタミン

◆解　説

成人の人工心肺中における指標

適正灌流量　2.3〜2.5 L/min/m² （28℃前後の中程度低体温時）
平均動脈圧　60〜80mmHg
中心静脈圧（CVP）0〜5mmHg
混合静脈血酸素飽和度（S$\bar{v}$O₂）70％以上維持
活性化全血凝固時間：ACT（activated clotting time）400 秒以上
尿量　1mL/kg/h 以上（できれば 5mL/kg/h 以上）
ヘマトクリット　20％以上
ヘモグロビン　7.0g/dL 以上

d. 復温時の送脱血温温度較差 10℃以内（溶血防止、溶存ガス発泡防止）。
　 冷温水槽の水温は 42℃以上とならないよう注意（溶血防止、血症タンパク変性防止）。
e. 硫酸プロタミン投与量は、初期ヘパリン投与量の 1〜1.5 倍。

［正解　5］

＜文　献＞

上田裕一ほか　編：最新人工心肺 理論と実際 第 4 版. 名古屋大学出版会. 2011. P72

◆過去 5 年間に出題された関連問題

［２４回－午前－問題７２］　［２４回－午後－問題７０］　［２６回－午前－問題７２］
［２７回－午前－問題７２］

[２８回－午後－問題７３] 人工心肺による体外循環中の操作で正しいのはどれか。（生体機能代行装置学）
1. $PaCO_2$ を下げるには人工肺に送入するガスの酸素濃度を高める。
2. 速やかな加温のためには送血温を 42℃まで上昇させる。
3. 脱血不良時には1ｍまで落差を大きくする。
4. チアノーゼ性心疾患の手術時には脱血量よりも送血量を少なくする。
5. 人工心肺離脱開始時には最初に送血量を減少させる。

◆キーワード

体外循環操作　脱血不良　チアノーゼ性心疾患

◆解　説

　体外循環操作に関する内容で、人工肺へ吹送するガス流量、復温時の温度調整、脱血不良時の対処、疾患別の灌流量設定、人工心肺離脱時操作について問う内容。

1. $PaCO_2$（動脈血二酸化炭素分圧）は、30～40mmHg になるように調整する。$PaCO_2$ は人工心肺に吹送するガス流量に反比例するため、$PaCO_2$ を下げる場合は吹送ガス流量を上げる。
2. 送血温と脱血温の温度差は10℃以内とし、送血温が39℃を超えて上昇しないように注意する。また、冷温水槽から灌流される水温は、42℃を超えないように設定する。
3. 脱血不良の主な原因として、心臓の脱転などによる脱血管の移動や、先当たり、脱血回路の屈曲、循環血液量不足、大動脈解離で発生するため、脱血管の位置移動や、循環血液量不足の場合は輸液の増量、大動脈解離時は送血量低下または停止し真腔に送血カニューレを挿入し直す。
　成人の人工心肺中、サイフォンの原理を用いた落差脱血では、患者心臓と静脈貯血槽液面の間に通常50cm～1m 程度の落差を設ける。乳幼児体外循環では、通常 40～60cm 程の落差を設ける。
4. 右左短絡を有するチアノーゼ性心疾患では、一般的に側副血行路が多く体外循環中は側副血行路を流れる血液量を加えるため、通常時より灌流量を増加させる。
5. 人工心肺離脱開始時は、脱血量を減らし徐々に人工心肺側から患者側に血液を戻し、脈圧が増大し心拍出量増加が確認できたら、脱血量と送血流量を同時に徐々に減少させる。送血流量が 500mL/min 前後になったところで停止する。

[正解　解なし]

＜文　献＞
　上田裕一ほか　編：最新人工心肺 理論と実際 第４版．名古屋大学出版会．2011．P166～P178
　安達秀雄ほか　編：人工心肺ハンドブック．中外医学社．2007．P97

◆過去５年間に出題された関連問題
　［２４回－午前－問題７４］　［２５回－午前－問題７１］　［２７回－午前－問題７２］
　［２７回－午前－問題７４］

[28回-午後-問題74] オンライン血液透析濾過について**誤っている**のはどれか。

(生体機能代行装置学)

1. 透析液の一部を補充液として使用する。
2. 認可された多用途透析装置を使用する。
3. ダイアライザを使用する。
4. 定められた水質基準を満たした透析液を使用する。
5. エンドトキシン捕捉フィルタを使用する。

◆キーワード

on-line HDF　補充液　エンドトキシン捕捉フィルタ

◆解説

　オンライン血液透析濾過（on-line HDF）とは透析装置から送られた透析液の一部を抜き取り補充液として使用する。
　清浄化した透析液の使用が大前提で、透析液・補充液ラインに数本のエンドトキシン捕捉フィルタを用いる。透析液清浄化がバリデーションされた専用の装置を使用することで、診療保険上で実施可能である。

1. 無菌的処理がされた補充液ではなく、清浄化された透析液の一部を抜き取り補充液として使用する。
2. 2010年4月よりオンラインHDFに対応した人工透析装置の承認によりオンラインHDFが可能となり、2012年4月よりオンラインHDFに対する保険点数が認められることとなった。
3. 低分子量蛋白からアルブミンまでの分子量物質の透過性を保持するヘモダイアフィルタが使用されている。
4. 血液回路内に直接透析液が入るので、定められた水質基準を満たした（清浄化された）透析液を使用する。
5. 透析液の清浄化を目的にエンドトキシンや微生物を除去するためにエンドトキシン捕捉フィルタを使用する。

［正解　3］

＜文　献＞

一般社団法人日本透析医学会：血液透析処方ガイドライン．2013年版
一般社団法人日本透析医学会：エンドトキシン捕捉フィルタ（ETRF）管理基準．2011年版

◆過去5年間に出題された関連問題

［24回-午前-問題78］　　［24回-午後-問題79］　　［25回-午前-問題79］
［26回-午前-問題76］

[28回-午後-問題75] ダイアライザの性能指標のうち流量〔mL/min〕の次元をもつのはどれか。

(生体機能代行装置学)

a. ふるい係数
b. 限外濾過率
c. 総括物質移動面積係数
d. クリアランス
e. 濾過係数

1. a、b　2. a、e　3. b、c　4. c、d　5. d、e

◆キーワード

ダイアライザの性能指標

◆解　説

ダイアライザの性能を表す指標には以下のものがある。
・溶質透過性：クリアランス（CL）、ダイアリザンス（DB）、総括物質移動面積係数（KoA）
・透水性：濾過係数（Lp）、限外濾過率（UFRP）
・溶質分離特性：ふるい係数（SC）

総括物質移動係数Koとダイアライザの有効膜面積Aを掛け合わせた総括物質移動面積係数（KoA）はクリアランスと同じ体積流量〔mL/min〕の次元をもち、ダイアライザの重要な性能指標の一つである。

a. ふるい係数（SC）は、濾液中溶質濃度／ダイアライザ入口溶質濃度などの式で求められるので単位はない。
b. 限外濾過率（UFRP）の単位は〔mL/（hr・mmHg）〕
c. 総括物質移動面積係数（KoA）の単位は〔mL/min〕
d. クリアランス（CL）の単位は〔mL/min〕
e. 濾過係数（Lp）の単位は〔mL/（hr・m²・mmHg）〕

［正解　4］

＜文　献＞

竹澤真吾ほか　編：臨床工学講座　生体機能代行装置学　血液浄化療法装置. 医歯薬出版. 2011. P39～P71

◆過去5年間に出題された関連問題

［23回-午後-問題74］　［24回-午前-問題77］　［25回-午前-問題75］
［25回-午後-問題76］　［26回-午後-問題74］　［26回-午後-問題75］

[28回-午後-問題76] 透析用原水の水処理システムで遊離塩素が主として除去されるのはどれか。

(生体機能代行装置学)

1. 微粒子フィルタ
2. 軟水化装置
3. 活性炭吸着装置
4. 限外濾過フィルタ
5. 逆浸透装置

◆キーワード

水処理システム

◆解 説

　透析液用希釈水の原水としては水道水や井戸水が用いられる。水道水の場合、消毒のための塩素が添加されているが、細菌やその産生毒素であるエンドトキシンやアルミニウムなど様々な微量元素が含まれている。

　それを透析用希釈水として使用するためには水処理が必要である。水処理システムは、いくつかの装置からなり施設ごとに若干異なるが、プレフィルタ、イオン交換装置（軟水化装置）、活性炭吸着装置、限外濾過フィルタ、逆浸透装置、エンドトキシン捕捉フィルタなどが用いられる。

1. 微粒子フィルタ：透析用原水の水処理システムにて用いられるフィルタ（一般フィルタ、沈殿フィルタ、深層濾過フィルタ）は原水中の微粒子、不溶性の酸化物などを除去する。微粒子除去フィルタでは最終的に細菌やエンドトキシンを除去する。
2. 軟水化装置：陽イオン交換樹脂からなり、硬水成分のCa^{2+}、Mg^{2+}などの多価イオンを樹脂中のNa^+に交換する装置
3. 活性炭吸着装置：遊離塩素やクロラミンなどの塩素化合物や有機物などを吸着除去する装置
4. 限外濾過フィルタ：エンドトキシンなどの除去に用いられる。
5. 逆浸透装置：逆浸透（RO）により原水中の溶解イオン、有機物、バクテリア、パイロジェンなどを除去する装置

[正解　3]

<文 献>

　竹澤真吾ほか　編：臨床工学講座　生体機能代行装置学　血液浄化療法装置. 医歯薬出版. 2011. P157～P172

◆過去5年間に出題された関連問題

　　［23回-午前-問題79］　［24回-午後-問題79］　［25回-午前-問題79］
　　［26回-午前-問題75］　［26回-午後-問題76］　［27回-午後-問題75］

[２８回－午後－問題７７] 自己血管内シャント（AVF）にはみられず人工血管内シャント（AVG）特有の合併症はどれか。（生体機能代行装置学）
　　1．静脈高血圧症
　　2．スティール症候群
　　3．静脈瘤
　　4．感　染
　　5．血清腫

◆キーワード

スティール症候群　静脈高血圧症　静脈瘤　血清腫（セローマ）

◆解　説

バスキュラーアクセスの種類により特有の合併症がある。
・自己血管内シャント
　　静脈高血圧症、シャント血流多過、スティール症候群、sore thumb 症候群、静脈瘤、仮性動脈瘤、感染
・人工血管内シャント
　　静脈高血圧症、シャント血流多過、スティール症候群、仮性動脈瘤、血清腫（セローマ）、感染
・表在化動脈
　　皮下血腫、仮性動脈瘤、感染
・静脈留置カテーテル（長期埋込静脈留置カテーテル）
　　血栓閉塞、感染（トンネル感染）

1. どちらにも見られる合併症
2. どちらにも見られる合併症
3. 自己血管内シャントに見られる合併症
4. どちらにも見られる合併症
5. 人工血管内シャントに見られる合併症

[正解　5]

<文　献>
　竹澤真吾ほか　編：臨床工学講座 生体機能代行装置学 血液浄化療法装置学. 医歯薬出版. 2011. P94

◆過去５年間に出題された関連問題
　[２５回－午前－問題７８]

[28回－午後－問題78] 血液透析中に血圧低下をしばしば認める患者への対応で**誤っている**のはどれか。

(生体機能代行装置学)

1. 体外限外濾過法（ECUM）を追加する。
2. 透析液ナトリウム濃度を増加させる。
3. 時間除水量を増加させる。
4. 透析液温度を低下させる。
5. 食事からのナトリウム摂取量を減少させる。

◆キーワード

ECUM　高ナトリウム透析

◆解　説

　血液透析中における主たる血圧低下の原因は、plasma refilling を超えた過剰除水による循環血液量の低下と、透析に伴う血漿浸透圧の低下によるものである。血圧低下を予防あるいは改善するためには以下の処置がとられる。

① 体重増加の抑制：食事量の制限や、減塩など摂取ナトリウム量を制限し飲水量を抑制する。
② 血圧低下予防薬の服用
③ 透析液温の低下：血液温低下により交感神経を刺激し、末梢血管抵抗を増加し血圧を上昇させる。
④ 下肢挙上：下肢血流を上肢に戻しやすくし血圧を維持させる。
⑤ 血漿浸透圧の上昇：塩化ナトリウム液やブドウ糖液、高浸透圧液などを回路内に投与。
⑥ 除水速度の低下：時間所水量を低下させ plasma refilling による循環血液量の維持を図る。
⑦ 昇圧剤の投与：上記の昇圧処置で効果が得られない場合。
⑧ 補液：上記の昇圧処置で効果が得られない場合。
⑨ ECUM の追加：時間除水量を下げ、透析時間中に除水しきれない量を除水する場合に施行。
⑩ 高ナトリウム透析：透析液ナトリム濃度を高くし、透析による血漿浸透圧の低下を予防する。

3. むしろ血圧低下につながるため、時間除水量を上げてはならない。

[正解　3]

<文　献>

秋葉　隆ほか　編：血液浄化療法フルスペック．メジカルビュー．2014．P277～P284

◆過去5年間に出題された関連問題

該当なし

[28回-午後-問題79] 血液透析回路への空気侵入の原因となるのはどれか。（生体機能代行装置学）
 a. 抗凝固薬注入ラインの外れ
 b. 透析膜破損による血液漏出
 c. 動脈側穿刺針と回路の接続不良
 d. 補液ラインの閉鎖忘れ
 e. 静脈側穿刺針と回路の接続不良

 1. a、b　2. a、e　3. b、c　4. c、d　5. d、e

◆キーワード

空気誤入　回路脱落　抜針

◆解説

回路内への空気の混入（誤入）の原因は以下が挙げられる。
- 動脈側留置針の抜針
- 動脈側留置針と回路接続部の緩みや脱落
- 補液ラインの閉鎖忘れ
- 動脈側アクセスポートの破損

動脈側患者接続部から血液ポンプの入口までは回路内が陰圧となるため、上記の状況が起きた場合に回路内への気泡の混入が考えられる。一方ポンプ出口から静脈側接続部までは陽圧となるため、回路に開放部が発生すると血液が漏出もしくは噴出がおこる。

[正解　4]

<文献>

竹澤真吾ほか　編：臨床工学講座　生体機能代行装置学　血液浄化療法装置．医歯薬出版．2011．P199

◆過去5年間に出題された関連問題

　　[23回-午後-問題79]　　[25回-午後-問題79]　　[27回-午後-問題78]

[28回-午後-問題80] 静止している物体を 10m の高さから落下させたとき、地面に到達するまでのおよその時間 [s] はどれか。（医用機械工学）
1. 1.0
2. 1.4
3. 2.0
4. 2.8
5. 4.2

◆キーワード

重力加速度　落下運動

◆解　説

落下運動の場合、初速度 v_0 [m/s]、速度 v [m/s]、重力加速度 g [m/s²]、移動距離(高さ) y [m]、時間 t [s] とすると、

$$\begin{cases} v = v_0 + gt \\ y = v_0 + \frac{1}{2}gt^2 \end{cases}$$

の式が与えられる。

静止している状態から物体を落下させたので、上記の式より、初速度 0m/s、高さ 10m、重力加速度 9.8m/s² を代入する。

$10 = \frac{1}{2} \times 9.8 \times t^2$ となり　$t^2 \fallingdotseq 2$　よって、$t = 1.4$ と求めることができる。

[正解　2]

＜文　献＞

嶋津秀昭ほか　著：臨床工学講座　医用機械工学．医歯薬出版．2011．P23～P26

◆過去5年間に出題された関連問題

[23回-午後-問題80]　　[26回-午後-問題82]

[28回-午後-問題81] 図のパイプ状の流路において、上流から下流に行くに従い断面積が半分になる流路がある。上流に対して下流での流速と管路抵抗について正しいのはどれか。

ただし、管路内の水の流れは層流を維持しているものとする。(医用機械工学)

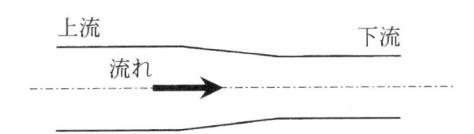

1. 下流では流速は $\frac{1}{2}$ 倍になり、管路抵抗は $\frac{1}{16}$ 倍になる。
2. 下流では流速は $\frac{1}{2}$ 倍になり、管路抵抗は $\frac{1}{4}$ 倍になる。
3. 下流では流速は $\frac{1}{2}$ 倍になり、管路抵抗は $\frac{1}{2}$ 倍になる。
4. 下流では流速は4倍になり、管路抵抗は2倍になる。
5. 下流では流速は2倍になり、管路抵抗は4倍になる。

◆キーワード

連続の式　レイノルズ数　管路抵抗

◆解　説

図のように、流体が円管内を流れる場合、連続の式が成り立ち、単位時間あたりの流量は一定である。これは、断面積と速度の積で表されるので、$A_1 \times V_1 = A_2 \times V_2 =$ 一定　が成立する。

下流に行くに従い、断面積が半分になるため、

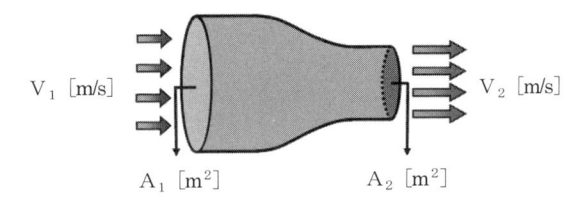

$A_1 \times V_1 = \frac{1}{2} A_2 \times V_2 =$ 一定　となるためには、下流での流速が2倍になる必要がある。

円管内の粘性流体の流量 $Q[m^3]$ は、ハーゲン・ポアズイユの法則より、以下の式で表される。

$$Q = \frac{\pi r^4}{8\mu} \frac{\Delta P}{\Delta L}$$

ここで、r[m]は管半径、μ[Pa·s]は粘性率、ΔP/ΔL[Pa/m]は圧力勾配である。圧力勾配は流体を流す駆動力であり、$\frac{8\mu}{\pi r^4}$ は抵抗となる。これを変形すると $\frac{8\mu}{\pi r^4} = \frac{8\pi\mu}{A^2}$ となる。断面積Aは下流で $\frac{1}{2}$ になっているので、抵抗は4倍となる。

[正解　5]

<文　献>

嶋津秀昭ほか　著：臨床工学講座　医用機械工学. 医歯薬出版. 2011. P86〜P89
池田研二ほか　著：生体物性／医用機械工学. 秀潤社. 2000. P181〜P187

◆過去5年間に出題された関連問題

[23回-午前-問題82]　　[23回-午後-問題81]　　[27回-午後-問題82]

[２８回-午後-問題８２] 音波について**誤っている**のはどれか。（医用機械工学）
1. 超音波は周波数が 20kHz よりも高い音波である。
2. 超音波は可聴音よりも直進性が高い。
3. 音源が観測者に向かって近づいているとき聞こえる音は高くなる。
4. 伝搬中の疎密波は密の部分で圧力が低下する。
5. 超音波診断装置では 0.5 ～ 20MHz 程度の周波数が利用されている。

◆キーワード

音波　超音波　可聴周波数　ドプラ効果

◆解説

　周波数がヒトの可聴域（約20Hz～20kHz）以上の音波のことを超音波という。音波（粗密波）の伝搬は、媒質が圧縮・膨張を繰り返すことで行われる。媒質は圧縮されると体積が小さくなり、同時に圧力が増す。
　超音波は可聴音よりも周波数が高い（波長が短い）ため直進性が高い。現在では用途によってさまざまな周波数の超音波が使用されているが、一般に生体用で0.5～20MHz程度の周波数が利用されている。

3. 音源や観測者が動くことによって、その音波の振動数が変化して観測される現象をドプラ効果という。
4. 伝搬中の疎密波は密の部分で圧力が上昇する。

［正解　4］

＜文献＞

嶋津秀昭ほか　著：臨床工学講座　医用機械工学. 医歯薬出版. 2011．P126～P130
池田研二ほか　著：生体物性／医用機械工学. 秀潤社. 2000．P196～P202

◆過去5年間に出題された関連問題

　　［２３回-午後-問題８３］　　［２６回-午後-問題８３］　　［２７回-午後-問題８３］

[28回-午後-問題83] 圧力が一定のもとで、水の温度を37℃から20℃にしたときの水に溶け込む酸素と二酸化炭素の溶解度の変化について正しいのはどれか。(医用機械工学)

1. 酸素と二酸化炭素の溶解度はどちらも減少する。
2. 酸素と二酸化炭素の溶解度はどちらも増加する。
3. 酸素の溶解度は増加し、二酸化炭素の溶解度は減少する。
4. 酸素の溶解度は減少し、二酸化炭素の溶解度は増加する。
5. どちらの溶解度も変化しない。

◆キーワード

溶解度　ヘンリーの法則

◆解　説

　気体の溶解度は、温度や圧力で変化する。溶解度の示し方は、溶液1cm³または1gに溶ける気体の体積を、標準状態に換算した値で示すことが多い。

　気体と温度との関係について、すべての気体の溶解は発熱反応である。

　圧力一定の場合、温度が高いほど気体は溶けにくく、低いほどよく溶ける。

　気体と圧力との関係について、温度一定の場合、高圧ほど気体はよく溶ける。溶けにくい気体の場合には、溶解度は圧力に比例する。この関係をヘンリーの法則という。

　問題では、圧力が一定のもとで、水の温度を37℃から20℃に冷却した場合であるため、酸素と二酸化炭素の溶解度はどちらも増加する。

[正解　2]

◆過去5年間に出題された関連問題

　該当なし

[２８回－午後－問題８４] 図のようにシリンダ内の気体の圧力 P、絶対温度 T、容積 V が与えられている。シリンダ内をヒータによって加熱して絶対温度が400K、圧力が20kPaになったときの容積 [m³] はどれか。

(医用機械工学)

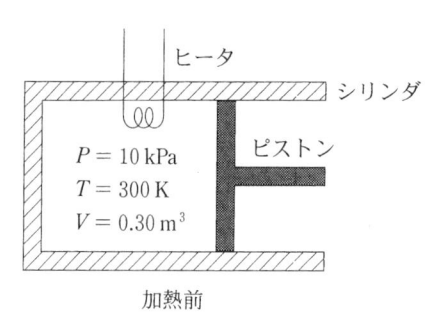

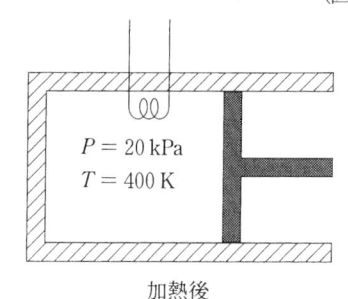

加熱前：ヒータ、シリンダ、ピストン、$P = 10\,\text{kPa}$、$T = 300\,\text{K}$、$V = 0.30\,\text{m}^3$

加熱後：$P = 20\,\text{kPa}$、$T = 400\,\text{K}$

1. 0.05
2. 0.12
3. 0.20
4. 0.45
5. 0.80

◆キーワード

ボイル・シャルルの法則　絶対温度

◆解　説

容器に閉じ込められた気体の温度 T [K]、体積 V [m³]、圧力 P [Pa] とすると、ボイル・シャルルの法則

$\dfrac{PV}{T} = $ 一定　が成立する。

この式に問題の条件を当てはめると、

加熱前　$\dfrac{PV}{T} = \dfrac{10 \times 10^3 \times 0.3}{300}$ の状態から、加熱後　$\dfrac{P'V'}{T'} = \dfrac{20 \times 10^3 \times V'}{400}$ の状態へ変化したので、

$\dfrac{10 \times 10^3 \times 0.3}{300} = \dfrac{20 \times 10^3 \times V'}{400} = $ 一定となり、加熱後の容積を求めると、V´＝0.2 m³となる。

[正解　3]

＜文　献＞

嶋津秀昭ほか　著：臨床工学講座　医用機械工学．医歯薬出版．2011．P156～P159

池田研二ほか　著：生体物性／医用機械工学．秀潤社．2000．P168～P169

◆過去5年間に出題された関連問題

[２４回－午後－問題８４]　　[２５回－午前－問題８４]

[28回-午後-問題85] 生体軟組織の固有音響インピーダンス [kg/(m²/s)] に近い値はどれか。

(生体物性材料工学)

1. 4.0×10^2
2. 1.5×10^4
3. 4.0×10^4
4. 1.5×10^6
5. 4.0×10^6

◆キーワード

固有音響インピーダンス

◆解　説

　音の伝わりにくさを表すパラメータである音響インピーダンスは、物体中を伝わる音速 c と密度 ρ の積で表される。水の音響インピーダンスは 1.48×10^6 [kg/(m²・s)] であり、血液や生体軟組織の音響インピーダンスは、水に近い値を示す。

　合否発表時本問題については「問題が不適切なため、採点対象から除外」とされたが、問題文の単位が [kg/(m²・s)] であれば、選択肢4が正解であったと考えられる。

[正解　解なし]

<文　献>

中島章夫ほか　編：臨床工学講座　生体物性・医用材料工学. 医歯薬出版. 2010. P45〜P46

◆過去5年間に出題された関連問題

　[24回-午後-問題83]

[28回-午後-問題86] 組織の両面の温度差が4℃で、断面積が10cm²、厚さが5mmの生体組織を1分間に通過する熱量[J]はどれか。

ただし、生体組織の熱伝導率を5×10⁻³J/(cm・s・℃)とする。(生体物性材料工学)

1. 0.4
2. 2
3. 6
4. 24
5. 120

◆キーワード

熱伝導

◆解 説

単位時間あたりに組織を流れる熱量 I [J/s] は組織の断面積 S [m²] 及び組織両面の温度差 ΔT [K] に比例し、厚さ d [m] に反比例する。この関係を式で表すと

$$I = \frac{k \cdot S \cdot \Delta T}{d}$$

k：熱伝導率 [J/(m・s・K) または J/(m・s・℃)]

問題文では生体組織の熱伝導率が5×10⁻³J/(cm・s・℃)とあるため、ほかの長さの単位をcmにそろえ、断面積 S=10cm²、厚さ d=5mm=0.5cm、として上式に値を代入すると、

$$I = \frac{5 \times 10^{-3} \times 10 \times 4}{0.5}$$

$$I = 0.4 \text{J/s}$$

よって、1分間（=60s）の熱量は

$$Q = I \times 60$$
$$= 0.4 \times 60$$
$$= 24 \text{J}$$

[正解 4]

<文 献>

嶋津秀昭ほか 編：臨床工学講座 医用機械工学. 医歯薬出版. 2011. P143～P144

◆過去5年間に出題された関連問題

該当なし

[28回-午後-問題87] 生体の光学特性について**誤っている**のはどれか。（生体物性材料工学）
a. 血液の光吸収はヘマトクリット値に依存する。
b. 皮膚に照射されたUVcは真皮まで到達する。
c. ヘモグロビンは青色光よりも近赤外光をよく吸収する。
d. メラニンは可視光よりも紫外光をよく吸収する。
e. 水は可視光よりも赤外光をよく吸収する。

1. a、b　　2. a、e　　3. b、c　　4. c、d　　5. d、e

◆キーワード

光学特性　光吸収

◆解説

生体組織の受動的な光学的特性は、反射、吸収、散乱、透過特性などを考慮する必要がある。また、生体組織は光の波長帯によっても光学的特性が異なる。

a. ヘマトクリット値は全血に対する血球成分の容積比である。血液の光吸収特性は血球成分に依存することから、ヘマトクリット値にも依存する。
b. 紫外線はUV$_A$、UV$_B$、UVcに分けられる。波長の短いUVcは皮膚表面での表皮による反射係数が大きく真皮まで到達しない。
c. 赤血球中のヘモグロビンは青色光をよく吸収し、近赤外線領域では光吸収が弱い。
d. メラニンは紫外線領域の光をよく吸収する。
e. 水は赤外線領域の光をよく吸収する。

[正解　3]

＜文献＞

中島章夫ほか　編：臨床工学講座　生体物性・医用材料工学，医歯薬出版．2010．P102〜P108
小野哲章ほか　編：臨床工学技士標準テキスト第2版増補．金原出版．2014．P255〜P256

◆過去5年間に出題された関連問題

［23回-午前-問題86］　［25回-午前-問題88］　［27回-午前-問題88］

[28回-午後-問題88] 人工血管を埋植したとき急性期に起こる反応はどれか。(生体物性材料工学)
1. 癒着
2. 肉芽形成
3. 石灰化
4. 異物排除
5. 血管増生

◆キーワード

生体適合性　急性反応

◆解　説

材料を生体に埋植した直後から、急性全身反応や急性局所反応が生じる。急性反応が落ち着いた後に、慢性全身反応や慢性局所反応が生じる。

以下に生体の急性反応と慢性反応についてまとめる。

	局所反応	全身反応
急性	急性炎症、壊死、血栓形成、異物排除など	アナフィラキシーショック、急性毒性、発熱、神経麻痺および循環障害など
慢性	慢性炎症、肉芽形成、石灰化、癒着、潰瘍形成、発癌、血管増生　など	慢性毒性、臓器障害、催奇形性など

1. 慢性局所反応
2. 慢性局所反応
3. 慢性局所反応
4. 急性局所反応
5. 慢性局所反応

[正解　4]

<文　献>

小野哲章ほか　編：臨床工学技士標準テキスト第2版増補. 金原出版. 2014. P266〜P267

◆過去5年間に出題された関連問題

　　［23回-午前-問題89］　［24回-午前-問題87］　［25回-午前-問題90］
　　［25回-午後-問題89］　［27回-午前-問題89］

[２８回－午後－問題８９] 生体内で吸収される材料はどれか。(生体物性材料工学)
a. β-リン酸三カルシウム
b. ポリ乳酸
c. アルミナ
d. シルク
e. ニッケルチタン合金

1. a、b　2. a、e　3. b、c　4. c、d　5. d、e

◆キーワード

生体吸収性高分子　生体活性セラミックス

◆解　説

　生体内で分解、吸収される高分子を生体吸収性高分子もしくは生分解性高分子という。これは医用材料にも利用されており、ポリ乳酸（PLA）やポリグリコール酸（PGA）などが代表例である。用途としては、縫合糸、人工腱・靭帯、DDS用担架などに広く用いられている。

　一方、セラミックスのうち骨や歯と結合し、生体内で吸収・代謝され生体組織と置き換わる特性をもつものを生体活性（バイオアクティブ）セラミックスという。ハイドロキシアパタイト（HA）、リン酸三カルシウム（TCP）、バイオガラスなどが代表例である。用途としては、人工骨、骨充填剤などに用いられている。

a. β-リン酸三カルシウム（β-TCP）は生体内の溶解性が高く、骨内に埋植した場合は自家骨に置き換わる性質をもつ。
b. ポリ乳酸はエステル結合を持ち、結晶化し難いため生体内の酵素により加水分解する。
c. アルミナは高強度、高弾性率の物理的特性を有し、骨との親和性も高い生体不活性セラミックスである。
d. シルクはβシート構造という結晶領域をもつことから、機械的強度が高く、生体に吸収されにくい。
e. ニッケルチタン合金は耐疲労性、耐摩耗性などに優れているため、形状記憶合金として用いられる。

［正解　1］

＜文　献＞
　中島章夫ほか　編：臨床工学講座　生体物性・医用材料工学．医歯薬出版．2010．P167～P168
　小野哲章ほか　編：臨床工学技士標準テキスト第2版増補．金原出版．2014．P270～P278

◆過去５年間に出題された関連問題
　［２５回－午前－問題８９］

[28回-午後-問題90] 無機材料を構成する主要な結合で正しいのはどれか。(生体物性材料工学)
a. 共有結合
b. ファンデルワールス結合
c. 分子間結合
d. 水素結合
e. イオン結合

1. a、b   2. a、e   3. b、c   4. c、d   5. d、e

◆キーワード

無機材料　化学結合

◆解　説

　無機材料（セラミックス）は金属の性質を示す金属元素と、それ以外の非金属元素がイオン結合または共有結合をしたものである。セラミックスは、非常に硬く、錆びず、電気絶縁性をもつが、柔軟性がなく脆い。

a. 共有結合とは、原子同士がお互いの電子を共有することによって形成される結合である。
b. ファンデルワールス結合とは、電荷を持たない中性の分子間に働くファンデルワールス力によって、分子同士が引き付け合う結合である。
c. 分子間結合とは、分子間力と呼ばれる非常に弱い静電的相互作用によって分子同士が引き付け合う結合である。
d. 水素結合とは、電気陰性度が高い原子と結合した水素原子がわずかに正の電荷を帯びることで、ほかの電気陰性度の高い原子と引き付け合う結合である。
e. イオン結合とは、陽イオンと陰イオンとの間に働く静電引力（クーロン力）によって形成される結合である。

[正解　2]

<文　献>

小野哲章ほか　編：臨床工学技士標準テキスト第2版増補. 金原出版. 2014. P270
日本生体医工学会ME技術委員会　監：MEの基礎知識と安全管理改訂第6版. 南江堂. 2014. P73

◆過去5年間に出題された関連問題
　［26回-午後-問題90］　［27回-午後-問題90］

第28回臨床工学技士国家試験

問　題

第28回臨床工学技士国家試験問題　午前

[28回-午前-問題1]　クリニカルパス導入の効果で**誤っている**のはどれか。（医学概論）
1. チーム医療による相互チェックが強化される。
2. 治療が均一化される。
3. 医療事故の予防につながる。
4. 患者の理解が得られやすい。
5. 医師の裁量権が強化される。

[28回-午前-問題2]　感染症法で1類感染症に含まれるのはどれか。（医学概論）
1. 鳥インフルエンザ
2. エボラ出血熱
3. デング熱
4. 重症急性呼吸器症候群（SARS）
5. 黄熱

[28回-午前-問題3]　酵素について**誤っている**のはどれか。（医学概論）
1. 触媒の一種である。
2. 基質は酵素が作用する物質を示す。
3. 至適温度は25℃付近である。
4. 酵素ごとの至適pHが存在する。
5. タンパク質で構成される。

[28回-午前-問題4]　薬物について正しいのはどれか。（医学概論）
a. 脳には全身循環から薬物が移行しやすい。
b. 直腸内投与の方が経口投与よりも効果発現は早い。
c. 血漿蛋白と結合したものは薬理作用をもたない。
d. 生体内利用率とは経口投与薬物のうち全身を循環する薬物の割合を示す。
e. 生物学的半減期は投与薬物が血中から消失するまでの時間の$\frac{1}{2}$の時間である。

　　1. a、b、c　　2. a、b、e　　3. a、d、e　　4. b、c、d　　5. c、d、e

[28回-午前-問題5]　血栓形成を促進するのはどれか。（医学概論）
a. 血管内皮傷害
b. 血流低下
c. 線溶系亢進
d. 貧血
e. 血管透過性の亢進

　　1. a、b　　2. a、e　　3. b、c　　4. c、d　　5. d、e

[28回-午前-問題6] 図に細胞の構造を示す。
蛋白質が合成されるのはどれか。(医学概論)

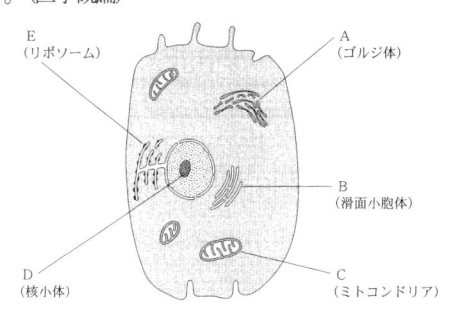

　　E（リボソーム）
　　A（ゴルジ体）
　　B（滑面小胞体）
　　D（核小体）
　　C（ミトコンドリア）

1．A
2．B
3．C
4．D
5．E

[28回-午前-問題7] 血圧上昇の原因と**ならない**のはどれか。(医学概論)
1．心拍出量の増加
2．血管抵抗の上昇
3．静脈環流量の減少
4．交感神経活動の亢進
5．循環血液量の増加

[28回-午前-問題8] イヌリンクリアランスの検査を実施した。イヌリンは血漿中濃度 0.80mg/dL、尿中濃度 65mg/dL、1分間の尿量は1.6mLであった。
イヌリンクリアランス［mL/min］はどれか。(医学概論)
1．33
2．52
3．83
4．100
5．130

[28回-午前-問題9] 錐体路が交叉するところはどれか。(医学概論)
1．大脳基底核
2．脳　梁
3．中　脳
4．延　髄
5．脊　髄

[28回-午前-問題10] 中心型チアノーゼの原因はどれか。（臨床医学総論）
a. メトヘモグロビン血症
b. 肺動静脈瘻
c. バージャー病
d. 寒冷曝露
e. 心拍出量低下

1. a、b 2. a、e 3. b、c 4. c、d 5. d、e

[28回-午前-問題11] 滲出性の胸水貯留を来すのはどれか。（臨床医学総論）
a. 左心不全
b. 肺結核
c. 肺梗塞
d. 肝硬変
e. ネフローゼ症候群

1. a、b 2. a、e 3. b、c 4. c、d 5. d、e

[28回-午前-問題12] 気管支喘息で**誤っている**のはどれか。（臨床医学総論）
1. 気道の慢性炎症性疾患である。
2. ハウスダストが抗原になる。
3. 末梢血中の好酸球が減少する。
4. アセチルコリンの吸入試験で過敏性を示す。
5. 気管支痙攣の治療にβ₂受容体刺激薬を用いる。

[28回-午前-問題13] 二次性高血圧症の基礎疾患で**ない**のはどれか。（臨床医学総論）
1. 原発性アルドステロン症
2. クッシング症候群
3. 甲状腺機能亢進症
4. アジソン病
5. 糸球体腎炎

[28回-午前-問題14] 不整脈について正しいのはどれか。（臨床医学総論）
a. Wenckebach型房室ブロックではPQ間隔は徐々に短縮する。
b. MobitzⅡ型房室ブロックはペースメーカの適応である。
c. Maze手術は心房細動に対して行われる。
d. Adams-Stokes発作を伴う洞不全症候群は薬剤治療が第一選択である。
e. WPW症候群ではPQ間隔が延長する。

1. a、b 2. a、e 3. b、c 4. c、d 5. d、e

[28回-午前-問題15] 糖尿病治療中の患者にみられる低血糖の症状はどれか。(臨床医学総論)
a. 徐脈
b. 皮膚乾燥
c. 手指振戦
d. 顔面蒼白
e. 頭痛

1. a、b、c 2. a、b、e 3. a、d、e 4. b、c、d 5. c、d、e

[28回-午前-問題16] 蚊が媒介する感染症はどれか。(臨床医学総論)
a. ツツガムシ病
b. アメーバ赤痢
c. デング熱
d. マラリア
e. オウム病

1. a、b 2. a、e 3. b、c 4. c、d 5. d、e

[28回-午前-問題17] 二次性ネフローゼ症候群の基礎疾患でないのはどれか。(臨床医学総論)
a. 糖尿病
b. 高尿酸血症
c. 多発性嚢胞腎
d. アミロイドーシス
e. 全身性エリテマトーデス

1. a、b 2. a、e 3. b、c 4. c、d 5. d、e

[28回-午前-問題18] 慢性腎不全の合併症への対応で適切でない組合せはどれか。(臨床医学総論)
1. 貧血 ──────── エリスロポエチン製剤の投与
2. 痛風 ──────── 尿酸生成抑制薬の投与
3. 高カリウム血症 ──── 陽イオン交換樹脂の使用
4. 高リン血症 ────── リン吸着剤の投与
5. 低カルシウム血症 ─── ビスホスホネート製剤の投与

[28回-午前-問題19] 血漿交換療法が適応となる疾患・病態でないのはどれか。(臨床医学総論)
1. 劇症肝炎
2. 逆流性食道炎
3. 全身性エリテマトーデス
4. 家族性高コレステロール血症
5. ギラン・バレー症候群

[28回-午前-問題20] 血液透析中の患者で血小板減少と血栓症が認められた場合、原因として考えられる薬剤はどれか。（臨床医学総論）
1. ナファモスタットメシル酸塩
2. 鉄剤
3. エリスロポエチン製剤
4. ヘパリン
5. ビタミンD製剤

[28回-午前-問題21] 表面麻酔で行うことができるのはどれか。（臨床医学総論）
a. 脱臼整復
b. 気管支鏡検査
c. 胃内視鏡検査
d. 皮膚生検
e. 三叉神経ブロック

1. a、b   2. a、e   3. b、c   4. c、d   5. d、e

[28回-午前-問題22] 生命徴候（バイタルサイン）の検査項目はどれか。（臨床医学総論）
a. 心拍数
b. 体重
c. 瞳孔径
d. 体温
e. 血圧

1. a、b、c   2. a、b、e   3. a、d、e   4. b、c、d   5. c、d、e

[28回-午前-問題23] 消毒・滅菌について正しいのはどれか。（臨床医学総論）
a. 消毒薬中で微生物は繁殖しない。
b. エタノールは粘膜の消毒に有用である。
c. オートクレーブは高圧蒸気で滅菌する。
d. エチレンオキサイドガスは残留毒性が強い。
e. クロルヘキシジンは結核菌に有効である。

1. a、b   2. a、e   3. b、c   4. c、d   5. d、e

[28回-午前-問題24] 医療事故発生時の対応について**適切でない**のはどれか。（臨床医学総論）
1. 患者の安全確保
2. 正確な事実把握
3. 医師や上司への報告
4. 事故に関わる物品の保全
5. 発生部署内での解決

[28回-午前-問題25] 脂溶性ビタミンはどれか。(臨床医学総論)
   a. ビタミンA
   b. ビタミンB₆
   c. ビタミンC
   d. ビタミンD
   e. ビタミンE

   1. a、b、c　　2. a、b、e　　3. a、d、e　　4. b、c、d　　5. c、d、e

[28回-午前-問題26] サーマルアレイレコーダについて**誤っている**のはどれか。(生体計測装置学)
   1. 1mmに16個程度のサーマルヘッドが並んでいる。
   2. サーマルヘッドはミリ秒オーダで加熱される。
   3. DAコンバータによって発色位置を決める。
   4. 周波数応答は2〜3kHzの応答速度をもっている。
   5. 波形だけでなく文字も記録可能である。

[28回-午前-問題27] ディジタル心電計におけるaV$_R$の計算式はどれか。
   ただし、Ⅰ、Ⅱ、Ⅲは標準肢誘導を表す。(生体計測装置学)

   1. $Ⅰ - \dfrac{Ⅱ}{2}$

   2. $\dfrac{-(Ⅰ+Ⅱ)}{2}$

   3. $\dfrac{Ⅱ-Ⅰ}{2}$

   4. $(Ⅱ-Ⅲ)-Ⅰ$

   5. $\dfrac{3(Ⅰ+Ⅲ)}{2}$

[28回-午前-問題28] 観血式血圧計の波形がひずむ原因はどれか。(生体計測装置学)
   a. ゼロ点調整不良
   b. 血圧トランスデューサの高さ不良
   c. カテーテル内での気泡混入
   d. カテーテル先端での血栓形成
   e. カテーテル先端での先当り

   1. a、b、c　　2. a、b、e　　3. a、d、e　　4. b、c、d　　5. c、d、e

[28回-午前-問題29] 心拍出量計測法で**ない**のはどれか。(生体計測装置学)
   1. 熱希釈法
   2. 色素希釈法
   3. 脈波伝搬速度法
   4. 超音波断層法
   5. 血圧波形解析法

[28回-午前-問題30] 赤外線を利用した呼吸関連計測装置はどれか。(生体計測装置学)
　a. スパイロメータ
　b. ニューモタコメータ
　c. インピーダンスプレスチモグラフ
　d. パルスオキシメータ
　e. カプノメータ

　　1. a、b　　2. a、e　　3. b、c　　4. c、d　　5. d、e

[28回-午前-問題31] 体温計測に用いるのはどれか。(生体計測装置学)
　a. ホール効果
　b. マイスナー効果
　c. ジョセフソン素子
　d. サーモパイル
　e. サーミスタ

　　1. a、b　　2. a、e　　3. b、c　　4. c、d　　5. d、e

[28回-午前-問題32] 超音波画像計測について正しいのはどれか。(生体計測装置学)
　1. 生体軟部組織での音速は約10km/sである。
　2. 軟組織よりも硬組織の方が音速は速い。
　3. 動きのある臓器の撮影には不適である。
　4. 約25kHzの音波を使用する。
　5. ドプラ法で臓器の形状が得られる。

[28回-午前-問題33] 単純エックス線撮影について正しいのはどれか。(生体計測装置学)
　1. 臓器から反射したエックス線を撮影する。
　2. 造影剤はエックス線に対する透過性が高い。
　3. 動きがある臓器には使用しない。
　4. 高密度の器官はエックス線を吸収して陰影を作る。
　5. 体動の影響は少ない。

[28回-午前-問題34] 治療機器のエネルギー作用について正しいのはどれか。(医用治療機器学)
　a. エネルギー密度に対する主作用はエネルギーの種類によらない。
　b. 主作用は治療余裕度を超えるエネルギー密度で現れる。
　c. 治療閾値を超えるエネルギー密度で治療効果が現れる。
　d. 副作用はエネルギー密度が大きくなると増大する。
　e. 不可逆的な障害は0.1mW/cm^{2}を超えるエネルギー密度で現れる。

　　1. a、b　　2. a、e　　3. b、c　　4. c、d　　5. d、e

[28回-午前-問題35] 心臓ペースメーカについて正しいのはどれか。(医用治療機器学)
 a. 植込み型にはヨウ素リチウム電池は使用されない。
 b. 出力パルス幅は約100msである。
 c. 電極装着後、刺激閾値は経時的に低下する。
 d. NBG（ICHD）コードの第一文字は刺激部位を表す。
 e. 体外式ペースメーカの出力点検時には500Ωの負荷抵抗を接続する。

   1. a、b   2. a、e   3. b、c   4. c、d   5. d、e

[28回-午前-問題36] 輸液ポンプについて正しいのはどれか。(医用治療機器学)
 1. シリンジポンプには閉塞アラームがない。
 2. シリンジポンプには気泡アラームがある。
 3. 滴数制御方式は薬液の表面張力の影響を受ける。
 4. 低流量の場合にはフィンガ式が良い。
 5. 滴下センサには紫外線を用いる。

[28回-午前-問題37] 冠動脈のインターベンション（PCI）について正しいのはどれか。(医用治療機器学)
 a. エックス線装置は不要である。
 b. 鎖骨下静脈を穿刺する。
 c. 100気圧でバルーンを拡張する。
 d. 再狭窄防止にステントを挿入する。
 e. ロータブレータ使用で一時的な冠動脈血流減少が生じる。

   1. a、b   2. a、e   3. b、c   4. c、d   5. d、e

[28回-午前-問題38] 正しい組合せはどれか。(医用治療機器学)
 a. Arレーザ ──────── 網膜凝固
 b. Nd:YAGレーザ ─────── 光線力学療法
 c. CO₂レーザ ──────── 疼痛治療
 d. Dyeレーザ ──────── 凝固止血
 e. ArFエキシマレーザ ─── 角膜切除

   1. a、b   2. a、e   3. b、c   4. c、d   5. d、e

[28回-午前-問題39] 内視鏡外科手術で正しいのはどれか。(医用治療機器学)
 1. 気腹に空気を使用する。
 2. 気腹圧は100mmHg程度に設定する。
 3. 腹腔鏡手術では硬性鏡を使用する。
 4. 電気メスは使用できない。
 5. 自然気胸は適応外である。

[２８回-午前-問題４０] 事故とその原因との組合せで**考えにくい**のはどれか。(医用機器安全管理学)
a. 火　災──電源導線の絶縁被覆の劣化
b. 感　染──手術室内の空調の故障
c. 感　電──医用電気機器内への薬液の浸入
d. 停　電──医用3Pプラグの保護接地刃の折損
e. 被　曝──MRI装置の超電導磁石の故障

1. a、b　2. a、e　3. b、c　4. c、d　5. d、e

[２８回-午前-問題４１] 機器の分類について正しいのはどれか。(医用機器安全管理学)
a. 患者装着部のF (floating) は患者への外部電圧の印加に対する防護手段である。
b. クラスIのME機器を内蔵バッテリーで駆動すると内部電源ME機器となる。
c. BF形装着部はミクロショック対策がされている。
d. クラスIIのME機器の追加保護手段は基礎絶縁である。
e. 内部電源ME機器は保護接地が必要である。

1. a、b　2. a、e　3. b、c　4. c、d　5. d、e

[２８回-午前-問題４２] JIS T 1022でカテゴリーBの透析室に設けなければならない電気設備はどれか。
(医用機器安全管理学)
a. 一般または特別非常電源
b. 瞬時特別非常電源
c. 等電位接地
d. 非接地配線方式
e. 保護接地

1. a、b、c　2. a、b、e　3. a、d、e　4. b、c、d　5. c、d、e

[２８回-午前-問題４３] 単一故障状態(保護接地線断線)での接触電流(外装漏れ電流)を測定するとき、測定用器具(MD)を入れる間(位置)として正しいのはどれか。(医用機器安全管理学)

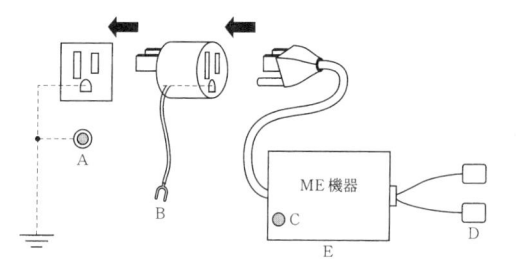

A：壁面接地端子
B：3P—2P変換アダプタの接地線
C：機器の保護接地端子
D：患者誘導コード
E：機器外装

1. A—B間
2. B—C間
3. C—D間
4. D—E間
5. E—A間

[28回－午前－問題44] JIS T 7101「医療ガス配管設備」において、ピン方式の壁取付式配管端末器をアダプタプラグ装着方向から見たとき、吸引を示すのはどれか。(医用機器安全管理学)

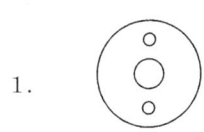

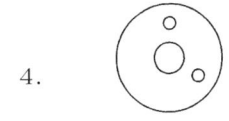

1. 2. 3. 4. 5.

[28回－午前－問題45] ある機器を信頼度0.70のAさんが点検した後に、ダブルチェックのため別のBさんが確認した。点検作業の総合的な信頼度が0.97であった。
Bさんの信頼度はどれか。(医用機器安全管理学)
1. 0.49
2. 0.68
3. 0.72
4. 0.90
5. 0.99

[28回－午前－問題46] ISM (Industrial, Scientific and Medical) 周波数帯のエネルギーを使用しているのはどれか。(医用機器安全管理学)
1. 超音波吸引装置
2. 除細動器
3. レーザ治療装置
4. マイクロ波手術器
5. 心電図テレメータ

[28回－午前－問題47] x軸方向に電界が存在する平面上で、2点ab間の電界分布が図のようになっているとき、ab間の電位差 [V] はどれか。(医用電気電子工学)
1. －2
2. 0
3. 1
4. 2
5. 4

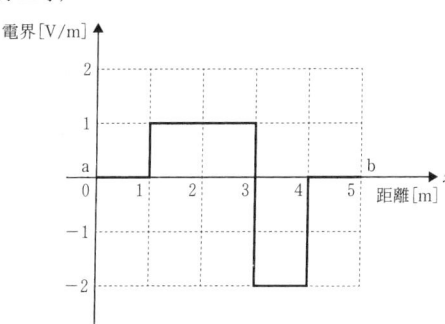

[28回―午前―問題48] 限に長いソレノイドに電流を流すとき正しいのはどれか。(医用電気電子工学)
 a. 外部磁界と内部磁界の強さは等しい。
 b. 外部磁界の方向はソレノイドの中心軸方向と平行である。
 c. 内部磁界の方向はソレノイドの中心軸方向と直交する。
 d. 内部磁界の強さは電流に比例する。
 e. 内部磁界の強さは単位長さ当たりの巻数に比例する。

  1. a、b   2. a、e   3. b、c   4. c、d   5. d、e

[28回―午前―問題49] 図の回路でab間の電圧 [V] に最も近いのはどれか。(医用電気電子工学)
 1. 1
 2. 1.5
 3. 2
 4. 3
 5. 4

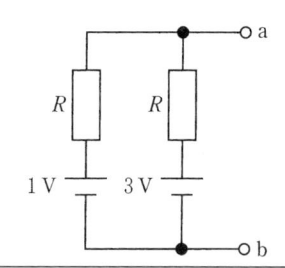

[28回―午前―問題50] 図の回路でRを調整して検流計Gの振れがゼロになったとき、ab間の電圧 [V] はどれか。(医用電気電子工学)
 1. 1
 2. 2
 3. 3
 4. 6
 5. 9

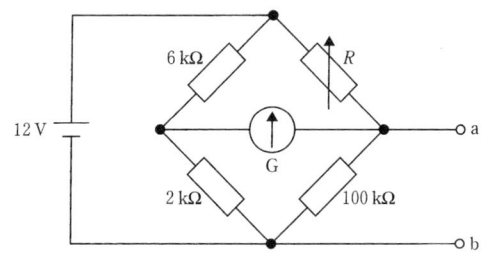

[28回―午前―問題51] 図の正弦波交流電圧波形について正しいのはどれか。(医用電気電子工学)
 a. 周波数は50Hzである。
 b. 角周波数は50π rad/sである。
 c. 周期は10msである。
 d. 電圧の平均値は110Vである。
 e. 電圧の実効値は100Vである。

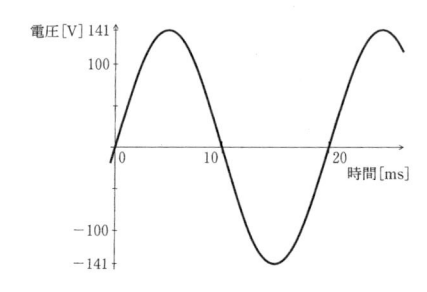

  1. a、b   2. a、e   3. b、c   4. c、d   5. d、e

[28回-午前-問題52] $a+jb$ の偏角が $\frac{\pi}{6}$ rad となる a、b の組合せはどれか。
ただし、j は虚数単位である。(医用電気電子工学)
1. $a=1$、$b=1$
2. $a=\sqrt{2}$、$b=1$
3. $a=\sqrt{3}$、$b=1$
4. $a=2$、$b=\sqrt{2}$
5. $a=2$、$b=\sqrt{3}$

[28回-午前-問題53] 正しいのはどれか。(医用電気電子工学)
a. CMOS回路は消費電力が少ない。
b. LEDはpn接合の構造をもつ。
c. FETではゲート電圧でドレイン電流を制御する。
d. 接合型FETは金属—酸化膜—半導体の構造をもつ。
e. バイポーラトランジスタは電圧制御素子である。

1. a、b、c 2. a、b、e 3. a、d、e 4. b、c、d 5. c、d、e

[28回-午前-問題54] 一次電池はどれか。(医用電気電子工学)
a. リチウムイオン電池
b. 太陽電池
c. 酸化銀電池
d. マンガン電池
e. ニッケル水素電池

1. a、b 2. a、e 3. b、c 4. c、d 5. d、e

[28回-午前-問題55] 図の回路について正しいのはどれか。
ただし、Aは理想演算増幅器である。(医用電気電子工学)

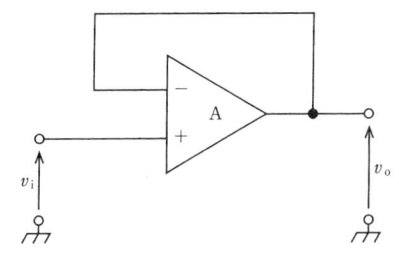

a. 入力インピーダンスは無限大である。
b. 電圧増幅度は0dBである。
c. 入力電圧 v_i と出力電圧 v_o は逆位相である。
d. 正帰還が用いられている。
e. インピーダンス変換の働きをする。

1. a、b、c 2. a、b、e 3. a、d、e 4. b、c、d 5. c、d、e

[28回−午前−問題56] 図1の電圧v_iを図2の回路に入力したときの出力電圧v_oの波形はどれか。ただし、Aは理想演算増幅器とし、v_oの初期値は0V、$CR=1$s とする。（医用電気電子工学）

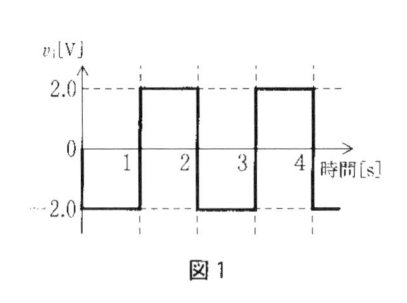

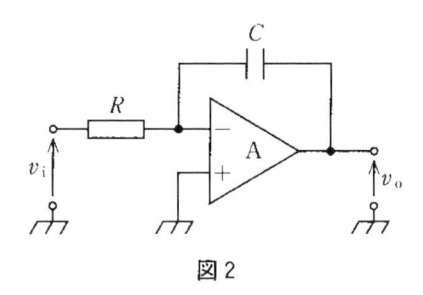

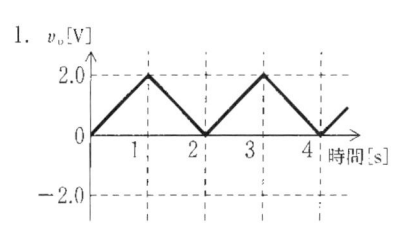

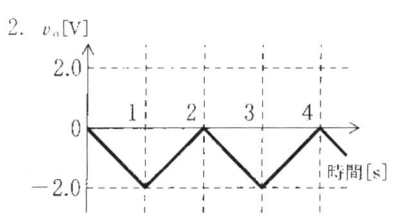

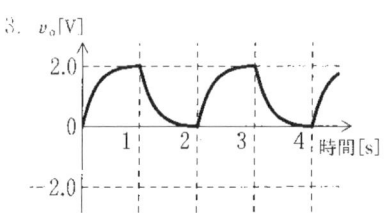

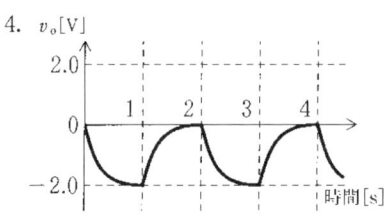

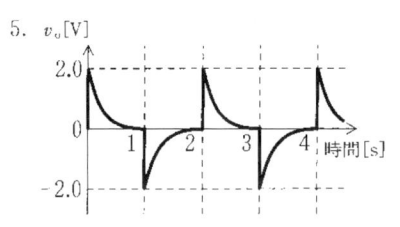

図1

図2

1.

2.

3.

4.

5.

[28回−午前−問題57] 正しい組合せはどれか。（医用電気電子工学）
a. ASK ──── 振幅偏移変調
b. PSK ──── パルス偏移変調
c. TDM ──── 波長分割多重
d. CDMA ──── パルス符号変調
e. FDM ──── 周波数分割多重

1. a、b   2. a、e   3. b、c   4. c、d   5. d、e

[28回-午前-問題58] コンピュータの入出力インタフェースはどれか。(医用電気電子工学)
1. BASIC
2. CPU
3. JPEG
4. UNIX
5. USB

[28回-午前-問題59] 図のフローチャートに基づいて作成されたプログラムを実行した時のCNTとSUMの組合せはどれか。(医用電気電子工学)

1. CNT = 2 SUM = 4
2. CNT = 2 SUM = 6
3. CNT = 3 SUM = 4
4. CNT = 3 SUM = 6
5. CNT = 4 SUM = 8

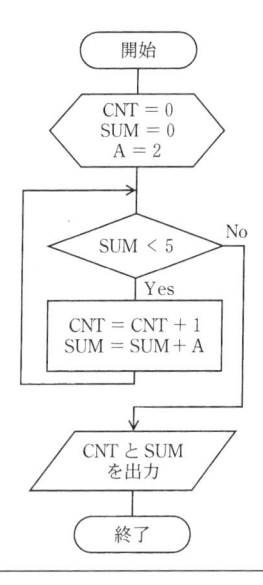

[28回-午前-問題60] 1画面100 kbitで構成されるディジタル画像を伝送したい。通信回線の伝送速度が9 Mbpsであるとき、1秒間に伝送できる画像の最大数はどれか。
ただし、伝送時に圧縮符号化等の処理は行わず、画像構成データ以外のデータは無視する。(医用電気電子工学)
1. 1
2. 9
3. 10
4. 90
5. 100

[28回-午前-問題61] 2つの2進数10.01と111.11との和を10進数で表したのはどれか。
(医用電気電子工学)
1. 9.50
2. 9.75
3. 10.00
4. 10.25
5. 10.50

[28回-午前-問題62] 集合A、Bの論理演算で図の網掛け部分を表すのはどれか。(医用電気電子工学)

1. AND
2. OR
3. NOT
4. XOR
5. NOR

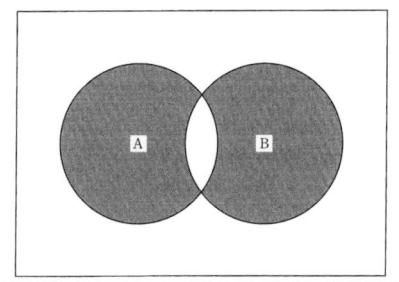

[28回-午前-問題63] −1Vから1Vの電圧を10bitの量子化ビット数でAD変換したときの分解能に最も近い電圧〔mV〕はどれか。(医用電気電子工学)

1. 1
2. 2
3. 10
4. 100
5. 200

[28回-午前-問題64] 吸着型酸素濃縮装置で**誤っている**のはどれか。(生体機能代行装置学)

a. 酸素供給量は最大で15L/分程度である。
b. 100%の濃度の酸素を供給できる。
c. アルミケイ酸塩で窒素を吸着する。
d. サージタンクに貯蔵してから供給する。
e. 加圧空気を流して吸着剤に窒素を吸着させる。

1. a、b　2. a、e　3. b、c　4. c、d　5. d、e

[28回-午前-問題65] 加温加湿器と比較して人工鼻が優れているのはどれか。(生体機能代行装置学)

a. 死腔がない。
b. 気道出血時に適する。
c. 過剰加湿にならない。
d. 細菌汚染が少ない。
e. ネブライザとの併用に適する。

1. a、b　2. a、e　3. b、c　4. c、d　5. d、e

[28回-午前-問題66] パルスオキシメータによる計測に影響を**与えない**のはどれか。
(生体機能代行装置学)

1. 高体温
2. 緑色のマニキュア
3. 一酸化炭素ヘモグロビン
4. メトヘモグロビン
5. メチレンブルー静注

[28回-午前-問題67] NPPVの適応になるのはどれか。（生体機能代行装置学）
1. 喀痰排出困難を伴うCOPD急性増悪
2. ショックを呈する心原性肺水腫
3. 呼吸停止を来した喘息発作
4. 免疫不全を伴った軽度のARDS
5. 呼吸筋麻痺を来した筋萎縮性側索硬化症

[28回-午前-問題68] 高気圧酸素治療装置内に持ち込めるのはどれか。（生体機能代行装置学）
1. カイロ
2. 電気アンカ
3. 木綿のハンカチ
4. 合成繊維の衣類
5. セルロイド製品

[28回-午前-問題69] 膜型人工肺について正しいのはどれか。（生体機能代行装置学）
1. 送入ガス流量を増やすとPa_{CO_2}は低下する。
2. 送入ガス酸素濃度を上げるとPa_{CO_2}は低下する。
3. ポリプロピレン中空糸膜は親水性である。
4. 中空糸膜型の内部灌流型では中空糸内部を送入ガスが流れる。
5. 中空糸膜型では外部灌流型の方が内部灌流型よりも圧力損失が高い。

[28回-午前-問題70] 人工心肺装置について**誤っている**組合せはどれか。（生体機能代行装置学）
a. ベント回路 ――― 心内圧減圧
b. 冠灌流回路 ――― 心筋保護液注入
c. 遠心ポンプ ――― 心腔内出血回収
d. 血液濃縮器 ――― 余剰赤血球除去
e. 動脈フィルタ ――― 微小気泡・栓子除去

1. a、b　2. a、e　3. b、c　4. c、d　5. d、e

[28回-午前-問題71] ヘモグロビンの酸素解離曲線について正しいのはどれか。（生体機能代行装置学）
1. 酸素含量と酸素分圧の関係を表した曲線である。
2. アシドーシスにより右方移動する。
3. 低体温により右方移動する。
4. 低二酸化炭素血症により右方移動する。
5. 2,3-DPGの低下により右方移動する。

[28回-午前-問題72] 遠心ポンプの操作で正しいのはどれか。(生体機能代行装置学)
a. 離脱前の低流量時には回転数による流量制御が困難である。
b. 誤って空気を体内に送り込むことはない。
c. 人工心肺運転中の送血回路の遮断は禁忌である。
d. 冷却時に流量を維持するには回転数をあげる必要がある。
e. 人工心肺停止時には送血回路を鉗子で遮断し血液逆流を防ぐ。

1. a、b、c   2. a、b、e   3. a、d、e   4. b、c、d   5. c、d、e

[28回-午前-問題73] PCPSについて正しいのはどれか。(生体機能代行装置学)
a. 全身麻酔を必要とする。
b. 左心系の後負荷を軽減する。
c. 肺塞栓症によるショック時に用いられる。
d. 心停止に対する心肺蘇生に用いられる。
e. V-Aバイパス方式とV-Vバイパス方式がある。

1. a、b   2. a、e   3. b、c   4. c、d   5. d、e

[28回-午前-問題74] 人工心肺による体外循環中の溶血の直接的原因と**ならない**のはどれか。
(生体機能代行装置学)
1. 大量吸引の持続
2. 脱血不良
3. 異型輸血
4. 血液希釈
5. 過度の加温

[28回-午前-問題75] 血液透析を行うことによって是正されるのはどれか。(生体機能代行装置学)
a. 高カリウム血症
b. 代謝性アシドーシス
c. エリスロポエチン欠乏
d. ビタミンD欠乏
e. 低リン血症

1. a、b   2. a、e   3. b、c   4. c、d   5. d、e

[28回-午前-問題76] 血球成分除去療法の適応で正しいのはどれか。(生体機能代行装置学)
1. エンドトキシン血症
2. 透析アミロイド症
3. 閉塞性動脈硬化症
4. 重症筋無力症
5. 潰瘍性大腸炎

[２８回ー午前ー問題７７] アルブミンとグロブリン分画の分離に利用される血液浄化器はどれか。
(生体機能代行装置学)

1. 血液濾過器
2. 血液透析濾過器
3. 血漿分離器
4. 血漿成分分画器
5. 血液吸着器

[２８回ー午前ー問題７８] 一般に市販されている血液透析用透析液の組成 [mEq/L] で**誤っている**のはどれか。
(生体機能代行装置学)

1. Na^+ : 140
2. K^+ : 6.0
3. Ca^{2+} : 3.0
4. HCO_3^- : 30
5. Mg^{2+} : 1.0

[２８回ー午前ー問題７９] 透析装置（コンソール）に組込まれて**いない**のはどれか。(生体機能代行装置学)

1. 電導度計
2. 気泡検出器
3. 透析液温計
4. 除水制御装置
5. 透析液浸透圧計

[２８回ー午前ー問題８０] 図は肘関節を 90° 屈曲した状態で手掌に重量 P の物体を保持した状態を示している。肘関節まわりの力のモーメントの釣り合いを表す式はどれか。

ただし、J は肘関節の反力の大きさ、W は前腕および手にかかる重力の大きさ、M は前腕にかかる筋力の大きさである。(医用機械工学)

1. $M - J - W - P = 0$
2. $P\ell_3 + W\ell_2 - M\ell_1 = 0$
3. $P^2\ell_3 + W^2\ell_2 - M^2\ell_1 = 0$
4. $P\ell_3^2 + W\ell_2^2 - M\ell_1^2 = 0$
5. $P(\ell_3 - \ell_2) + M(\ell_2 - \ell_1) - J\ell_2 = 0$

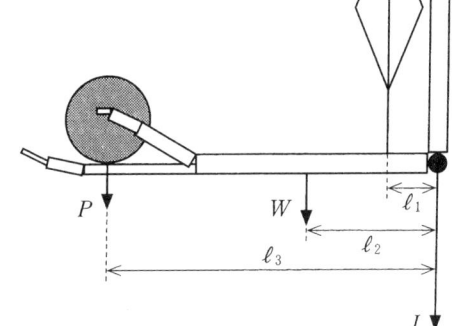

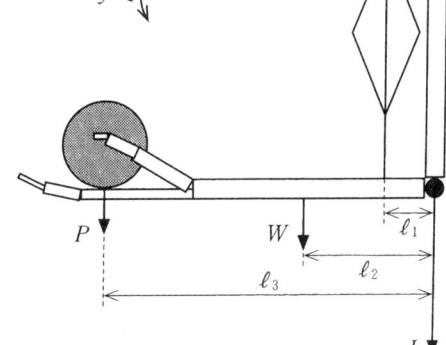

[28回-午前-問題81] 応力とひずみについて正しいのはどれか。(医用機械工学)
a. 応力は作用する荷重と断面積の積である。
b. ひずみは変形の度合いを比で表したものである。
c. 荷重と同一の方向に現れるひずみを縦ひずみという。
d. せん断応力によって生じるひずみを横ひずみという。
e. 弾性係数は応力とひずみの積である。

1. a、b　2. a、e　3. b、c　4. c、d　5. d、e

[28回-午前-問題82] 内部の直径20mmのまっすぐな血管内を粘性係数0.004Pa・sの血液が平均流速0.2m/sで流れている。この流れのレイノルズ数はどれか。
ただし、血液の密度は$1×10^3 kg/m^3$とする。(医用機械工学)

1. 1
2. 20
3. 500
4. 1,000
5. 5,000

[28回-午前-問題83] 図に示す波形の音波を水中に発射した。その音波の波長[cm]はどれか。
(医用機械工学)

1. 0.1
2. 3.3
3. 7.5
4. 15
5. 30

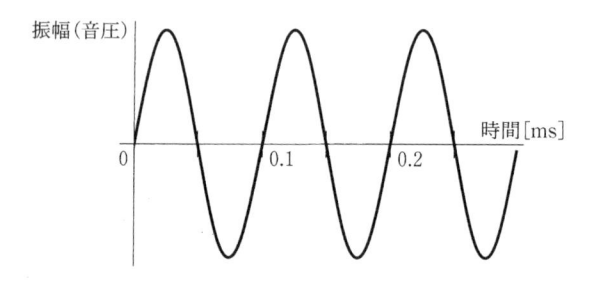

[28回-午前-問題84] 25℃の水3Lを500Wのヒータで加熱して37℃にするのに必要なおよその時間[s]はどれか。
ただし、ヒータの出力の80%が加温に使われ、水の比熱は4.2kJ/(kg・K)とする。(医用機械工学)

1. 300
2. 380
3. 630
4. 930
5. 1,200

[28回―午前―問題85] 生体の電気特性について正しいのはどれか。（生体物性材料工学）

a. α分散は水分子の分極に起因する。
b. β分散は組織の構造に起因する。
c. 脂肪の導電率は筋肉よりも低い。
d. 骨格筋の異方性は弱い。
e. 有髄神経の髄鞘は高い導電性を示す。

1. a、b　2. a、e　3. b、c　4. c、d　5. d、e

[28回―午前―問題86] 放射線が同じ線量で生体に吸収されたとき、影響が最も大きいのはどれか。（生体物性材料工学）

1. X線
2. α線
3. γ線
4. 電子線
5. 陽子線

[28回―午前―問題87] 比熱が最も小さいのはどれか。（生体物性材料工学）

1. 脂肪
2. 肝臓
3. 筋肉
4. 血漿
5. 脳

[28回―午前―問題88] 表面接触機器の生物学的安全性試験で正しいのはどれか。（生体物性材料工学）

a. 血液適合性試験
b. 埋植試験
c. 細胞毒性試験
d. 感作性試験
e. 発がん性試験

1. a、b　2. a、e　3. b、c　4. c、d　5. d、e

[28回―午前―問題89] カテーテル本体の材料で**ない**のはどれか。（生体物性材料工学）

1. ポリ塩化ビニル
2. ポリテトラフルオロエチレン
3. ポリカーボネート
4. ポリウレタン
5. ポリジメチルシロキサン

[28回-午前-問題90] ポリメタクリル酸メチル（アクリル樹脂）はどれか。（生体物性材料工学）

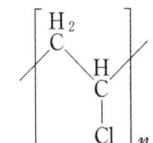

1. $\left[\begin{array}{c} H_2 \\ C \\ | \\ H \\ C \\ | \\ Cl \end{array} \right]_n$

2. $\left[\begin{array}{cc} H_2 & CH_3 \\ C & C \\ & | \\ & C=O \\ & | \\ & O \\ & | \\ & CH_3 \end{array} \right]_n$

3. $\left[\begin{array}{c} H_2 \\ C \\ | \\ C \\ H_2 \end{array} \right]_n$

4. $\left[\begin{array}{cc} & H_2 \\ H & C \\ C & \\ | & \\ OH & \end{array} \right]_n$

5. $\left[\begin{array}{c} O \\ | \\ Si \\ / \ \backslash \\ CH_3 \ CH_3 \end{array} \right]_n$

第28回臨床工学技士国家試験問題　午後

[28回-午後-問題1] 一次予防で正しい組合せはどれか。（医学概論）
1. 腎不全 ――― 透析療法
2. 高血圧 ――― 降圧剤投与
3. 脳卒中 ――― 過労の防止
4. 心筋梗塞 ――― 心電図検査
5. 骨　折 ――― リハビリテーション

[28回-午後-問題2] DNAを構成する塩基で**ない**のはどれか。（医学概論）
1. アデニン
2. チミン
3. グアニン
4. シトシン
5. キサンチン

[28回-午後-問題3] 内因性の神経伝達物質で**ない**のはどれか。（医学概論）
1. アセチルコリン
2. ドパミン
3. L-グルタミン酸
4. ノルアドレナリン
5. アンフェタミン

[28回-午後-問題4] 物理的原因による障害のうちDNA損傷を伴うことが多いのはどれか。（医学概論）
a. 放射線
b. 紫外線
c. 高　温
d. 気圧変動
e. 電　気

1. a、b　2. a、e　3. b、c　4. c、d　5. d、e

[28回-午後-問題5] 血清の測定値の基準値で正しいのはどれか。（医学概論）
1. Na^+　：128mEq/L
2. K^+　：3.0mEq/L
3. Ca　：5.0mg/dL
4. P　：5.0mg/dL
5. HCO_3^-　：24mEq/L

[28回-午後-問題6] 誤っているのはどれか。(医学概論)
1. 横隔膜は吸気時に収縮する。
2. 上腕三頭筋は伸筋である。
3. 胸鎖乳突筋は身体の長軸に対し斜走する。
4. 僧帽筋は菱形をしている。
5. 三角筋は殿部にある。

[28回-午後-問題7] 抗トロンビン作用による凝固阻止剤はどれか。(医学概論)
1. EDTA
2. ヘパリン
3. ワルファリン
4. シュウ酸ナトリウム
5. クエン酸ナトリウム

[28回-午後-問題8] 腎臓について誤っているのはどれか。(医学概論)
1. 右腎は左腎よりも下方にある。
2. 腎動脈は腎門から入る。
3. 腎小体は糸球体とボーマン嚢からなる。
4. 腎小体は髄質に存在する。
5. 腎小体とそれに続く尿細管を合わせてネフロンという。

[28回-午後-問題9] 正しいのはどれか。(医学概論)
1. 肝臓の栄養血管は門脈である。
2. 肝静脈は胃腸からの血液を肝臓に運ぶ。
3. 胆管は胆汁を空腸に運ぶ。
4. 肝小葉の中で肝細胞は放射状に配列している。
5. 肝細胞はブドウ糖からアルブミンを作る。

[28回-午後-問題10] 創傷治癒について正しいのはどれか。(臨床医学総論)
1. 手術で縫合された創の治癒形式は二次治癒と呼ぶ。
2. 壊死した皮膚はできるだけ温存する。
3. 抗がん剤投与は創傷治癒を促進させる。
4. 創面は乾燥させた方が治癒しやすい。
5. 血糖管理の不良な糖尿病患者では創傷治癒が遅延する。

[28回-午後-問題11] 慢性閉塞性肺疾患(COPD)について正しいのはどれか。(臨床医学総論)
a. 1秒率の低下
b. 残気量の減少
c. 気道抵抗の減少
d. 換気血流比不均等分布の増加
e. 最大換気量の減少

1. a、b、c 2. a、b、e 3. a、d、e 4. b、c、d 5. c、d、e

[28回-午後-問題12] 肺血栓塞栓症について正しいのはどれか。(臨床医学総論)
a. 男性に多発する。
b. 青年層に多発する。
c. 肺動脈圧が上昇する。
d. 低酸素血症を呈する。
e. 深部静脈血栓症に続発する。

1. a、b、c   2. a、b、e   3. a、d、e   4. b、c、d   5. c、d、e

[28回-午後-問題13] 大動脈瘤の原因で最も多いのはどれか。(臨床医学総論)
1. 梅毒
2. 外傷
3. マルファン症候群
4. 動脈硬化
5. 大動脈炎

[28回-午後-問題14] 褐色細胞腫の症状で**ない**のはどれか。(臨床医学総論)
1. 発汗
2. 下痢
3. 動悸
4. 体重減少
5. 頭痛

[28回-午後-問題15] パーキンソン病の症状はどれか。(臨床医学総論)
a. 無動
b. 動作時振戦
c. 眼振
d. 筋固縮
e. 仮面様顔貌

1. a、b、c   2. a、b、e   3. a、d、e   4. b、c、d   5. c、d、e

[28回-午後-問題16] 細菌感染症はどれか。(臨床医学総論)
a. 破傷風
b. 流行性耳下腺炎
c. 麻疹
d. カンジダ症
e. ジフテリア

1. a、b   2. a、e   3. b、c   4. c、d   5. d、e

[28回-午後-問題17] 尿の通過障害を起こす疾患はどれか。(臨床医学総論)
- a. 囊胞腎
- b. 腎梗塞
- c. 尿管結石
- d. 前立腺肥大症
- e. IgA腎症

1. a、b　2. a、e　3. b、c　4. c、d　5. d、e

[28回-午後-問題18] 肝硬変にみられる徴候で**ない**のはどれか。(臨床医学総論)
1. 黄疸
2. 多毛
3. 手掌紅斑
4. 女性化乳房
5. くも状血管腫

[28回-午後-問題19] 胃切除の既往のある患者で数年後に大球性貧血を認めた場合、考えられる疾患はどれか。(臨床医学総論)
1. 鉄欠乏性貧血
2. 巨赤芽球性貧血
3. 再生不良性貧血
4. 自己免疫性溶血性貧血
5. 骨髄異形成症候群

[28回-午後-問題20] パルスオキシメータで測定するのはどれか。(臨床医学総論)
1. 静脈血酸素分圧
2. 動脈血pH
3. 動脈血二酸化炭素分圧
4. 動脈血酸素飽和度
5. 動脈血酸素分圧

[28回-午後-問題21] 集中治療室について正しいのはどれか。(臨床医学総論)
1. 集中治療室では臓器別に診療することが重要である。
2. 慢性疾患の終末期治療も積極的な対象となる。
3. 家族が強く希望した場合は入室の適応となる。
4. 医療事故に伴う死亡率は一般病床よりも高い。
5. 侵襲性のモニタリングは行わない。

[28回-午後-問題22] 空気感染するのはどれか。(臨床医学総論)
1. 結核
2. MRSA感染症
3. A型肝炎
4. コレラ
5. HIV感染症

[28回-午後-問題23] 肺血栓塞栓症の診断で正しいのはどれか。（臨床医学総論）
a. 心電図変化は認められない。
b. $P_{ET}CO_2$ は上昇する。
c. 心エコー検査では左心室負荷所見を認める。
d. 胸部造影CT所見が診断に役立つ。
e. 肺血流シンチグラムで血流欠損像を認める。

1. a、b   2. a、e   3. b、c   4. c、d   5. d、e

[28回-午後-問題24] I型アレルギー（即時型アレルギー）に分類される疾患はどれか。（臨床医学総論）
1. バセドウ病
2. 気管支喘息
3. 接触性皮膚炎
4. 自己免疫性溶血性貧血
5. 全身性エリテマトーデス

[28回-午後-問題25] 誤差について**誤っている**のはどれか。（生体計測装置学）
1. 偶然誤差は正規分布に従う。
2. 偶然誤差は統計処理によって小さくできる。
3. 系統誤差は校正によって除去できる。
4. 測定値を2乗すると誤差は4倍になる。
5. n 回の測定値を平均すると偶然誤差は $\frac{1}{\sqrt{n}}$ となる。

[28回-午後-問題26] 小電力医用テレメータについて**誤っている**のはどれか。（生体計測装置学）
a. 使用する周波数はUHF帯である。
b. 使用する周波数帯は6バンドである。
c. 送信機の空中線電力は20mW以下である。
d. A型の周波数帯域幅は25kHzである。
e. 混信対策のゾーンは色ラベルで表示する。

1. a、b   2. a、e   3. b、c   4. c、d   5. d、e

[28回-午後-問題27] ディジタル脳波計について**誤っている**のはどれか。（生体計測装置学）
1. 脳波導出にはシステムリファレンス電極が必要である。
2. 脳波記録終了後にモンタージュの変更ができる。
3. サンプリング間隔は100ms程度である。
4. 脳波記録終了後に表示感度の変更ができる。
5. 脳波記録終了後にフィルタ特性の変更ができる。

[28回-午後-問題28] トランジットタイム型超音波血流計の特徴で正しいのはどれか。（生体計測装置学）
a. ゼロ点補正が必要である。
b. 体表面からの測定が可能である。
c. 伝搬速度を利用する。
d. 電気的に非干渉である。
e. 複数チャネルの同時計測が可能である。

1. a、b、c   2. a、b、e   3. a、d、e   4. b、c、d   5. c、d、e

[28回-午後-問題29] 酸素ガスの分析計測手段はどれか。（生体計測装置学）
a. ガルバニックセル
b. 熱電対
c. サーミスタ
d. セバリングハウス電極
e. クラーク電極

1. a、b   2. a、e   3. b、c   4. c、d   5. d、e

[28回-午後-問題30] MRIについて正しいのはどれか。（生体計測装置学）
a. 放射線被曝がない。
b. 軟組織の画像化には適さない。
c. 体動に強い。
d. 酸素原子の空間分布を測定する。
e. 血流の情報が得られる。

1. a、b   2. a、e   3. b、c   4. c、d   5. d、e

[28回-午後-問題31] 核医学における画像測定について正しいのはどれか。（生体計測装置学）
a. PETで糖代謝の撮像が可能である。
b. 体外から放射線を照射することで画像化する。
c. β線が測定の対象である。
d. SPECTで脳の血流量に関する撮像が可能である。
e. PETで3次元画像が得られる。

1. a、b、c   2. a、b、e   3. a、d、e   4. b、c、d   5. c、d、e

[28回-午後-問題32] 電気メスについて正しいのはどれか。（医用治療機器学）
a. スプリット形対極板により電極の接触不良を監視する。
b. 凝固には断続波を用いる。
c. 発振器にはマグネトロンを用いる。
d. 静電結合型対極板の接触抵抗は導電型よりも低い。
e. 対極板面積の安全範囲は出力に依存する。

1. a、b、c   2. a、b、e   3. a、d、e   4. b、c、d   5. c、d、e

[28回-午後-問題33] 除細動器について正しいのはどれか。(医用治療機器学)
a. AEDの出力波形は単相性である。
b. 非医療従事者のAED使用には講習会の受講が義務づけられている。
c. 手動式除細動器の日常点検として作動点検を行う。
d. 植込み型除細動器は抗頻拍ペーシング機能を備えている。
e. 植込み型除細動器の除細動波形は単相性である。

1. a、b   2. a、e   3. b、c   4. c、d   5. d、e

[28回-午後-問題34] 体外衝撃波砕石装置について正しいのはどれか。(医用治療機器学)
1. 電極放電式では空気中で放電させる。
2. 心電同期装置を使用する。
3. 腹部大動脈瘤患者にも使用できる。
4. 腸管内ガス存在下で安全に使用できる。
5. 膀胱結石が適応である。

[28回-午後-問題35] 超音波凝固切開装置で正しいのはどれか。(医用治療機器学)
1. ブレードは1MHzで振動する。
2. 対極板が必要である。
3. 生理食塩液で洗浄しながら使用する。
4. 比較的太い動脈の凝固切開が可能である。
5. 凝固温度はレーザメスよりも高温である。

[28回-午後-問題36] がん温熱療法について正しいのはどれか。(医用治療機器学)
a. RF容量結合型加温では金属ベッドを使用する。
b. マイクロ波加温法は全身加温に適する。
c. 化学療法と併用される。
d. 加温後細胞は熱耐性を示す。
e. 表面冷却にはボーラスを用いる。

1. a、b、c   2. a、b、e   3. a、d、e   4. b、c、d   5. c、d、e

[28回-午後-問題37] 100kHzの交流電流を成人男性に1秒間通電したときの感知電流の閾値[mA]に近いのはどれか。(医用機器安全管理学)
1. 0.01
2. 0.1
3. 1
4. 10
5. 100

[28回―午後―問題38] 成人に影響を及ぼす値で**誤っている**のはどれか。(医用機器安全管理学)
a. ミクロショックで心室細動を生じる商用交流電流：10 μA
b. マクロショックで心室細動を生じる商用交流電流：200 mA
c. 手で触れて感じる最小商用交流電流　　　　：1 mA
d. 電線を握った手を自分で離脱できる商用交流電流：5 mA
e. 電撃閾値が変化し始める周波数　　　　　　：10 kHz

1. a、b　2. a、e　3. b、c　4. c、d　5. d、e

[28回―午後―問題39] 図の記号がついた輸液ポンプについて正しいのはどれか。(医用機器安全管理学)

1. 患者装着部がフローティングされている。
2. クラスIのME機器である。
3. 2Pコンセントで使用できる。
4. ミクロショック対策がされている。
5. 防滴構造になっている。

[28回―午後―問題40] 漏れ電流測定用電源ボックスでスイッチS_1の用途はどれか。(医用機器安全管理学)
1. 電源導線の断線の模擬
2. 保護接地線の断線の模擬
3. 追加保護接地線の断線の模擬
4. 患者誘導コードの切替え
5. 電源極性の切替え

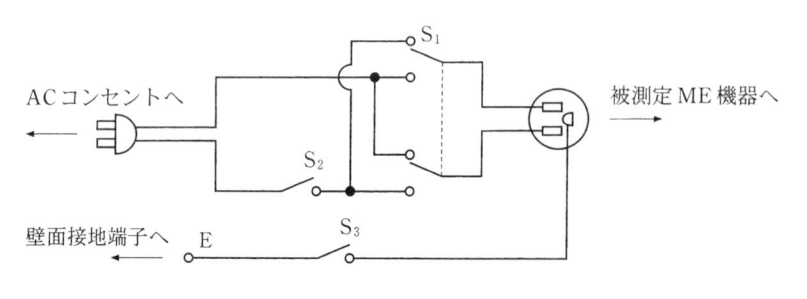

[28回―午後―問題41] 漏れ電流の単一故障状態として規定されているのはどれか。(医用機器安全管理学)
a. 3Pプラグの接地ピンの折損
b. 電源ヒューズの1本の断線
c. 電源導線と金属筐体の接触
d. 追加保護接地線の断線
e. 二重絶縁の一方の短絡

1. a、b、c　2. a、b、e　3. a、d、e　4. b、c、d　5. c、d、e

[28回-午後-問題42] 医療ガスと医療ガス配管端末器の識別色との組合せで正しいのはどれか。
(医用機器安全管理学)

1. 酸　素 ――― 黒
2. 亜酸化窒素 ―― 灰
3. 治療用空気 ―― 緑
4. 駆動用空気 ―― マゼンタ
5. 二酸化炭素 ―― だいだい

[28回-午後-問題43] 医療ガス配管設備について正しいのはどれか。(医用機器安全管理学)
1. 静止状態での標準送気圧力は酸素よりも治療用空気の方が高い。
2. シャットオフバルブは日常「閉」の状態で使用される。
3. 駆動用空気配管には「VAC」と識別表示されている。
4. 二酸化炭素の配管端末器にはAGSSカプラが用いられる。
5. マニフォールドとは高圧ガス容器の集合体である。

[28回-午後-問題44] 医用電気機器が他からの電磁的な妨害に耐える能力を示すのはどれか。
(医用機器安全管理学)

1. EMC
2. EMI
3. ESD
4. immunity
5. emission

[28回-午後-問題45] 比誘電率が最も大きいのはどれか。(医用電気電子工学)
1. 水　素
2. 空　気
3. エチルアルコール
4. 水
5. 塩化ナトリウム

[28回-午後-問題46] 通信周波数1.5GHz帯の携帯電話が出す電磁波の波長 [cm] に最も近いのはどれか。
ただし、光速を 3.0×10^8 m/s とする。(医用電気電子工学)
1. 1
2. 2
3. 5
4. 10
5. 20

[28回-午後-問題47] 図の回路でコンデンサに初期電荷が存在している。

スイッチを閉じてから1秒後の電流値を、スイッチを閉じた直後の電流値と比較した時の比で最も近いのはどれか。

ただし、自然対数の底 $e = 2.73$ とする。(医用電気電子工学)

1. 0.76
2. 0.63
3. 0.50
4. 0.37
5. 0.24

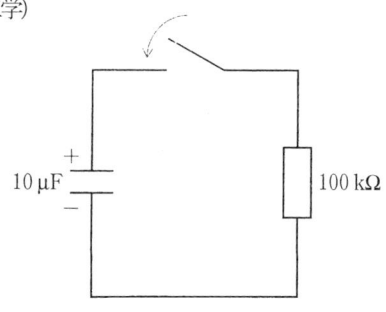

[28回-午後-問題48] 図の回路で3.0kΩの抵抗を流れる電流 I [mA] はどれか。(医用電気電子工学)

1. 1.0
2. 1.5
3. 2.0
4. 3.0
5. 4.8

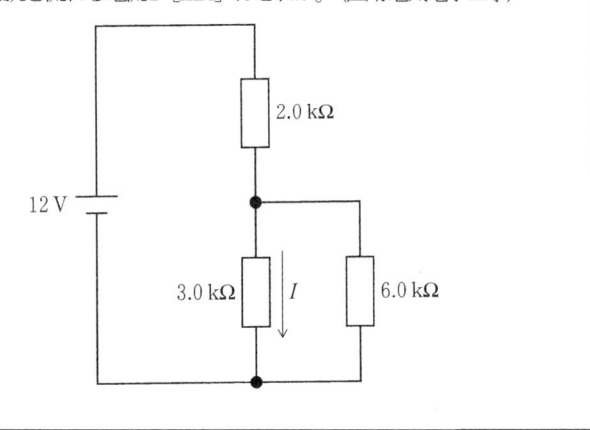

[28回-午後-問題49] 変圧器の200回巻きの1次側コイルに100Vの正弦波交流電圧を加えた。

この変圧器の2次側コイルから50Vの電圧を取り出したい場合、2次側コイルの巻数 [回] はどれか。

ただし、変圧器は理想変圧器とする。(医用電気電子工学)

1. 50
2. 100
3. 200
4. 500
5. 800

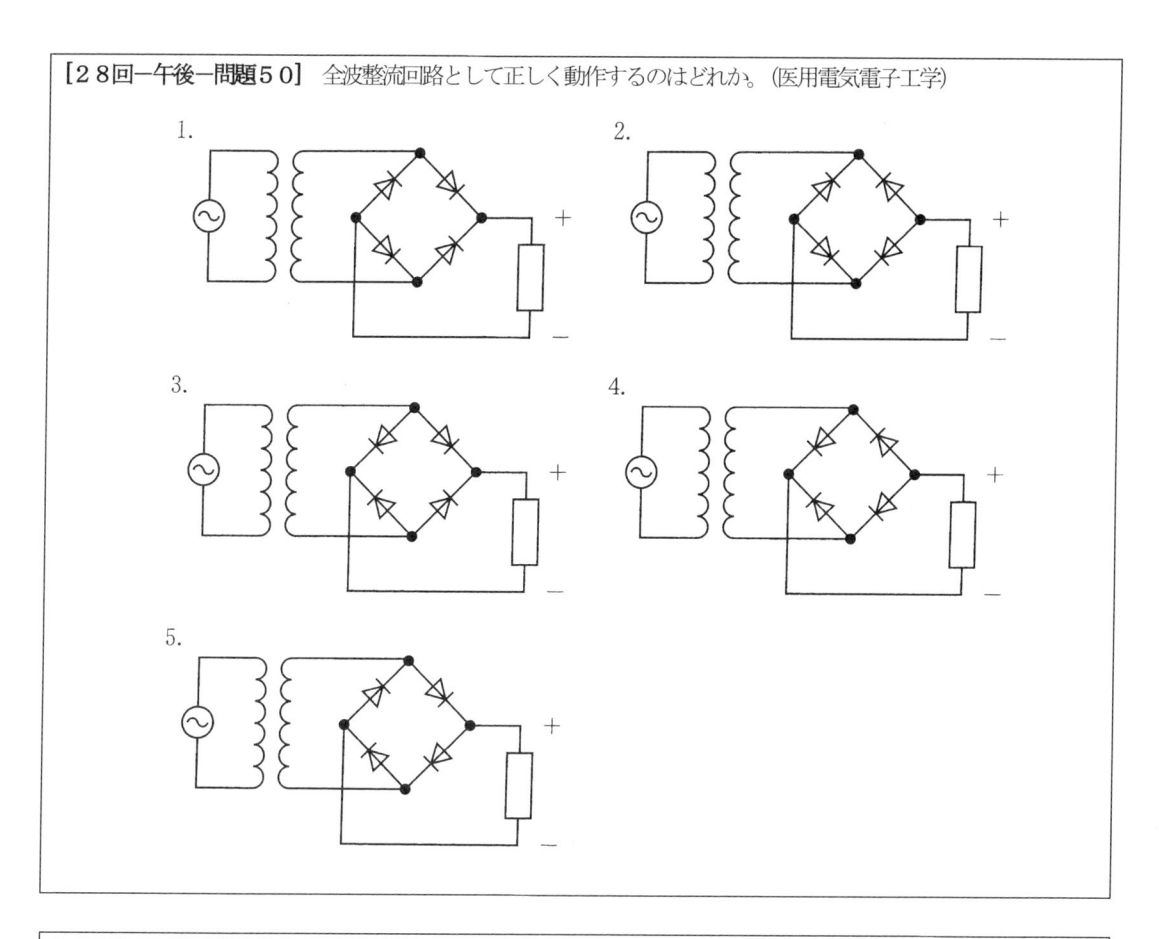

[28回-午後-問題50] 全波整流回路として正しく動作するのはどれか。(医用電気電子工学)

[28回-午後-問題51] 理想演算増幅器について正しいのはどれか。(医用電気電子工学)
 a. 周波数帯域幅は無限大である。
 b. 出力インピーダンスは無限大である。
 c. 同相除去比（CMRR）はゼロである。
 d. 入力端子に流れ込む電流はゼロである。
 e. スルーレートは無限大である。

 1. a、b、c　2. a、b、e　3. a、d、e　4. b、c、d　5. c、d、e

[28回-午後-問題52] 図の回路は、電圧増幅度26dB、入力抵抗100kΩの増幅回路である。抵抗R_1とR_2の組合せはどれか。
 ただし、Aは理想演算増幅器で、$\log_{10}2 = 0.3$とする。(医用電気電子工学)

 1. R_1=5kΩ、　　R_2=100kΩ
 2. R_1=100kΩ、　R_2=1MΩ
 3. R_1=100kΩ、　R_2=2MΩ
 4. R_1=200kΩ、　R_2=4MΩ
 5. R_1=200kΩ、　R_2=6MΩ

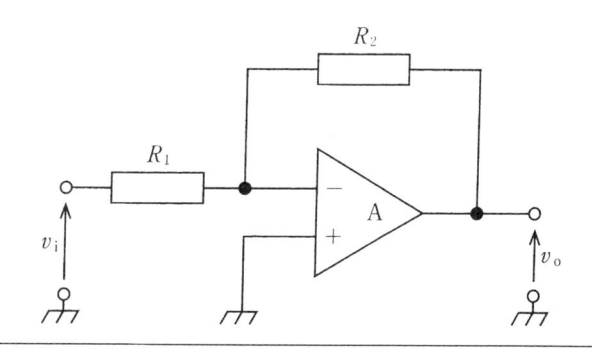

[28回-午後-問題53] 図の回路において出力電圧 v_o [V] はどれか。
ただし、入力電圧 v_1＝20mV、v_2＝10mV、A は理想演算増幅器とする。(医用電気電子工学)

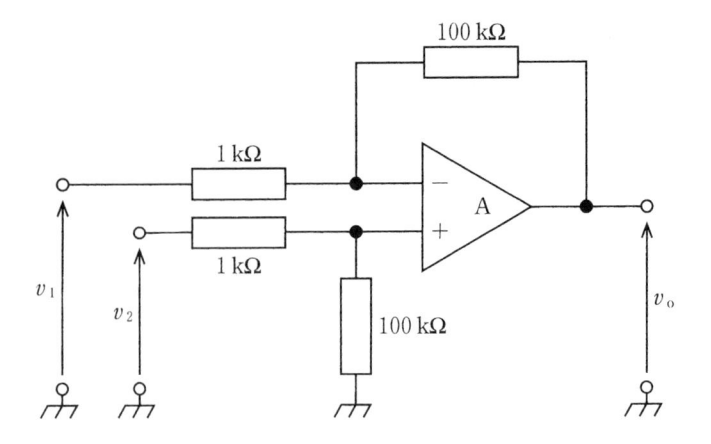

1. −10
2. −1
3. 1
4. 10
5. 100

[28回-午後-問題54] 差動増幅器の入力端子間に 2mV を入力したとき、4V の出力が得られた。この入力端子を短絡し、入力端子とアースの間に 1V を入力したとき、200mV の出力が得られた。
　この差動増幅器の同相除去比（CMRR）[dB] はどれか。(医用電気電子工学)

1. 20
2. 40
3. 60
4. 80
5. 100

[28回-午後-問題55] 変調後の信号の振幅が変化する変調方式はどれか。(医用電気電子工学)

1. PWM
2. FM
3. PM
4. PAM
5. PCM

[28回-午後-問題56] 正しい組合せはどれか。(医用電気電子工学)

1. RAM ──────── 制御装置
2. OCR ──────── 入力装置
3. RAID ──────── 演算装置
4. タッチパネル ──────── 記憶装置
5. USB フラッシュメモリ ──── 出力装置

[28回-午後-問題57] オペレーティングシステムの役割について正しいのはどれか。(医用電気電子工学)
　a. 患者情報データベースの検索
　b. ファイルシステムの管理
　c. 周辺装置の制御
　d. 電子メールのウイルスチェック
　e. 画像ファイルの編集

　　1. a、b　　2. a、e　　3. b、c　　4. c、d　　5. d、e

[28回-午後-問題58] コンピュータネットワークに関係する用語とその機能との組合せで正しいのはどれか。(医用電気電子工学)
　a. DNS ── IPアドレスとホスト名の変換
　b. WPA ── 広域ネットワーク
　c. HTML ── インターネット上の資源の位置を表す識別子
　d. HTTP ── 光ファイバを用いたインターネット接続サービス
　e. SMTP ── 電子メールの配送

　　1. a、b　　2. a、e　　3. b、c　　4. c、d　　5. d、e

[28回-午後-問題59] 真理値表を満たす論理演算回路はどれか。(医用電気電子工学)

A	B	C
0	0	1
0	1	1
1	0	1
1	1	0

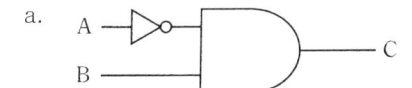

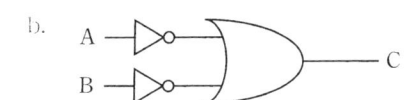

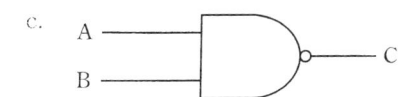

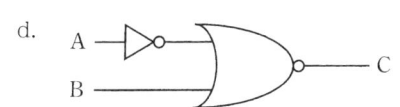

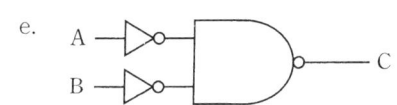

a. A(NOT)・B → AND → C
b. A(NOT)、B(NOT) → OR → C
c. A、B → NAND → C
d. A(NOT)、B → NOR → C
e. A(NOT)、B(NOT) → NAND → C

[28回−午後−問題60] 0〜1kHzの帯域をもつアナログ信号をAD変換するとき、サンプリング定理によって決まるサンプリング間隔 [ms] の上限はどれか。(医用電気電子工学)

1. 0.2
2. 0.5
3. 1.0
4. 1.5
5. 2.0

[28回−午後−問題61] 正しいのはどれか。(医用電気電子工学)

a. 時系列信号の自己相関関数から信号の周期を知ることができる。
b. 時系列信号をフーリエ変換すると信号の周波数成分を知ることができる。
c. パワースペクトルから信号の位相情報を知ることができる。
d. 同じ基本周波数の矩形波とのこぎり波のパワースペクトルは等しい。
e. 正弦波の周波数を倍にするとパワースペクトルのパワーは4倍になる。

1. a、b 2. a、e 3. b、c 4. c、d 5. d、e

[28回−午後−問題62] ブロック線図に示すシステムの時定数 [秒] はどれか。
ただし、sはラプラス変換後の変数を表す。(医用電気電子工学)

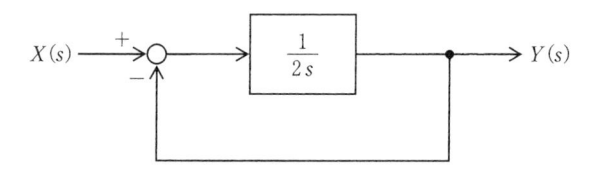

1. 0.25
2. 0.5
3. 1.0
4. 2.0
5. 4.0

[28回−午後−問題63] VCV (volume control ventilation) 施行中に気道内圧上昇を来すのはどれか。(生体機能代行装置学)

a. カフリーク
b. 片肺挿管
c. 気管支痙攣
d. ファイティング
e. 肺コンプライアンス増加

1. a、b、c 2. a、b、e 3. a、d、e 4. b、c、d 5. c、d、e

[28回-午後-問題64] 高気圧酸素治療について正しいのはどれか。（生体機能代行装置学）
1. 結合型酸素量は酸素分圧に比例して増大する。
2. 2.0ATA、100%酸素における肺胞酸素分圧は1.0ATAの1.7倍となる。
3. 溶解型酸素量よりも結合型酸素量の増大による効果が大きい。
4. 2.8ATA、100%酸素における溶解型酸素量は安静時分時酸素需要量を上回る。
5. 減圧症への有効性は示されていない。

[28回-午後-問題65] 吸気終末停止（EIP）で正しいのはどれか。（生体機能代行装置学）
a. 補助換気で使用できない。
b. PCV（pressure control ventilation）で設定する。
c. 吸気時間の5％程度に設定する。
d. 不均等換気が是正できる。
e. 静肺コンプライアンスを推定できる。

1. a、b   2. a、e   3. b、c   4. c、d   5. d、e

[28回-午後-問題66] FIO_2 0.7でPaO_2 150mmHg、$PaCO_2$ 40mmHgの時、およその$A-aDO_2$ [mmHg] はどれか。
ただし、大気圧を760mmHgとする。（生体機能代行装置学）
1. 100
2. 200
3. 300
4. 400
5. 500

[28回-午後-問題67] 在宅人工呼吸療法（HMV）で正しいのはどれか。（生体機能代行装置学）
1. Ⅰ型呼吸不全患者が適応である。
2. 気管切開患者は適応でない。
3. 家族はHMVの教育を受ける必要がある。
4. 人工呼吸器はガス駆動である。
5. パルスオキシメータは用いられない。

[28回-午後-問題68] 吸気側回路に**組み込まない**のはどれか。（生体機能代行装置学）
a. 人工鼻
b. カプノメータ
c. 温度センサ
d. ウォータートラップ
e. バクテリアフィルタ

1. a、b   2. a、e   3. b、c   4. c、d   5. d、e

[28回-午後-問題69] 人工心肺中の限外濾過による血液濃縮器について正しいのはどれか。
(生体機能代行装置学)
a. 内部灌流型の装置である。
b. メインの送脱血回路に直列に組み込む。
c. 疎水性の多孔質中空糸膜を用いる。
d. 透析液を必要とする。
e. 排出液のNa、K濃度は細胞外液型である。

1. a、b　2. a、e　3. b、c　4. c、d　5. d、e

[28回-午後-問題70] 人工心肺による体外循環中に血中濃度が低下するのはどれか。(生体機能代行装置学)
a. ナトリウム
b. カリウム
c. アドレナリン
d. グルコース
e. サイトカイン

1. a、b　2. a、e　3. b、c　4. c、d　5. d、e

[28回-午後-問題71] 体外循環における血液希釈の目的として正しいのはどれか。(生体機能代行装置学)
a. 血液粘性の増加
b. 酸素運搬能の増加
c. 輸血量の減少
d. 溶血の軽減
e. 膠質浸透圧の上昇

1. a、b　2. a、e　3. b、c　4. c、d　5. d、e

[28回-午後-問題72] 人工心肺による体外循環中の操作について**誤っている**のはどれか。
(生体機能代行装置学)
a. 平均動脈圧を60〜80mmHgに維持する。
b. 混合静脈血酸素飽和度を70％以上に維持する。
c. ACT（activated clotting time）を200〜300秒に維持する。
d. 復温時の送血温と脱血温の差を10℃以上に維持する。
e. プロタミンはヘパリン初期投与量の3〜5倍を投与する。

1. a、b、c　2. a、b、e　3. a、d、e　4. b、c、d　5. c、d、e

[28回-午後-問題73] 人工心肺による体外循環中の操作で正しいのはどれか。(生体機能代行装置学)
1. $PaCO_2$を下げるには人工肺に送入するガスの酸素濃度を高める。
2. 速やかな加温のためには送血温を42℃まで上昇させる。
3. 脱血不良時には1mまで落差を大きくする。
4. チアノーゼ性心疾患の手術時には脱血量よりも送血量を少なくする。
5. 人工心肺離脱開始時には最初に送血量を減少させる。

[28回-午後-問題74] オンライン血液透析濾過について**誤っている**のはどれか。(生体機能代行装置学)
1. 透析液の一部を補充液として使用する。
2. 認可された多用途透析装置を使用する。
3. ダイアライザを使用する。
4. 定められた水質基準を満たした透析液を使用する。
5. エンドトキシン捕捉フィルタを使用する。

[28回-午後-問題75] ダイアライザの性能指標のうち流量 [mL/min] の次元をもつのはどれか。
(生体機能代行装置学)

a. ふるい係数
b. 限外濾過率
c. 総括物質移動面積係数
d. クリアランス
e. 濾過係数

1. a、b 2. a、e 3. b、c 4. c、d 5. d、e

[28回-午後-問題76] 透析用原水の水処理システムで遊離塩素が主として除去されるのはどれか。
(生体機能代行装置学)

1. 微粒子フィルタ
2. 軟水化装置
3. 活性炭吸着装置
4. 限外濾過フィルタ
5. 逆浸透装置

[28回-午後-問題77] 自己血管内シャント(AVF)にはみられず人工血管内シャント(AVG)特有の合併症はどれか。(生体機能代行装置学)
1. 静脈高血圧症
2. スティール症候群
3. 静脈瘤
4. 感染
5. 血清腫

[28回-午後-問題78] 血液透析中に血圧低下をしばしば認める患者への対応で**誤っている**のはどれか。
(生体機能代行装置学)

1. 体外限外濾過法(ECUM)を追加する。
2. 透析液ナトリウム濃度を増加させる。
3. 時間除水量を増加させる。
4. 透析液温度を低下させる。
5. 食事からのナトリウム摂取量を減少させる。

[28回-午後-問題79] 血液透析回路への空気侵入の原因となるのはどれか。(生体機能代行装置学)
a. 抗凝固薬注入ラインの外れ
b. 透析膜破損による血液漏出
c. 動脈側穿刺針と回路の接続不良
d. 補液ラインの閉鎖忘れ
e. 静脈側穿刺針と回路の接続不良

1. a、b　2. a、e　3. b、c　4. c、d　5. d、e

[28回-午後-問題80] 静止している物体を 10m の高さから落下させたとき、地面に到達するまでのおよその時間 [s] はどれか。(医用機械工学)
1. 1.0
2. 1.4
3. 2.0
4. 2.8
5. 4.2

[28回-午後-問題81] 図のパイプ状の流路において、上流から下流に行くに従い断面積が半分になる流路がある。上流に対して下流での流速と管路抵抗について正しいのはどれか。
ただし、管路内の水の流れは層流を維持しているものとする。(医用機械工学)

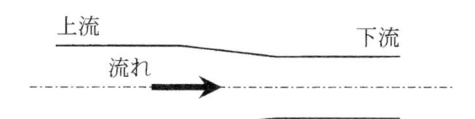

1. 下流では流速は $\frac{1}{2}$ 倍になり、管路抵抗は $\frac{1}{16}$ 倍になる。
2. 下流では流速は $\frac{1}{2}$ 倍になり、管路抵抗は $\frac{1}{4}$ 倍になる。
3. 下流では流速は $\frac{1}{2}$ 倍になり、管路抵抗は $\frac{1}{2}$ 倍になる。
4. 下流では流速は4倍になり、管路抵抗は2倍になる。
5. 下流では流速は2倍になり、管路抵抗は4倍になる。

[28回-午後-問題82] 音波について**誤っている**のはどれか。(医用機械工学)
1. 超音波は周波数が 20kHz よりも高い音波である。
2. 超音波は可聴音よりも直進性が高い。
3. 音源が観測者に向かって近づいているとき聞こえる音は高くなる。
4. 伝搬中の疎密波は密の部分で圧力が低下する。
5. 超音波診断装置では 0.5 〜 20MHz 程度の周波数が利用されている。

[28回-午後-問題83] 圧力が一定のもとで、水の温度を37℃から20℃にしたときの水に溶け込む酸素と二酸化炭素の溶解度の変化について正しいのはどれか。(医用機械工学)

1. 酸素と二酸化炭素の溶解度はどちらも減少する。
2. 酸素と二酸化炭素の溶解度はどちらも増加する。
3. 酸素の溶解度は増加し、二酸化炭素の溶解度は減少する。
4. 酸素の溶解度は減少し、二酸化炭素の溶解度は増加する。
5. どちらの溶解度も変化しない。

[28回-午後-問題84] 図のようにシリンダ内の気体の圧力 P、絶対温度 T、容積 V が与えられている。シリンダ内をヒータによって加熱して絶対温度が400K、圧力が20kPaになったときの容積 [m³] はどれか。
(医用機械工学)

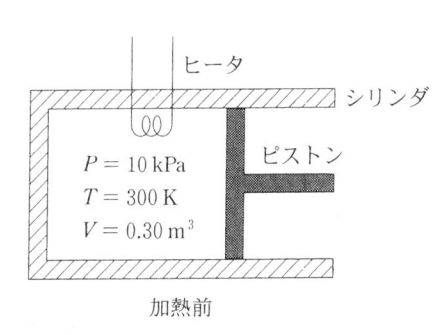

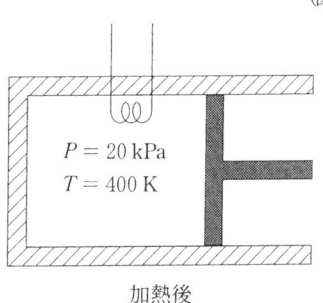

加熱前: $P = 10$ kPa, $T = 300$ K, $V = 0.30$ m³
加熱後: $P = 20$ kPa, $T = 400$ K

1. 0.05
2. 0.12
3. 0.20
4. 0.45
5. 0.80

[28回-午後-問題85] 生体軟組織の固有音響インピーダンス [kg/(m²/s)] に近い値はどれか。
(生体物性材料工学)

1. 4.0×10^2
2. 1.5×10^4
3. 4.0×10^4
4. 1.5×10^6
5. 4.0×10^6

[28回-午後-問題86] 組織の両面の温度差が4℃で、断面積が10cm²、厚さが5mmの生体組織を1分間に通過する熱量 [J] はどれか。
ただし、生体組織の熱伝導率を 5×10^{-3} J/(cm・s・℃) とする。(生体物性材料工学)

1. 0.4
2. 2
3. 6
4. 24
5. 120

[28回-午後-問題87] 生体の光学特性について**誤っている**のはどれか。（生体物性材料工学）
a. 血液の光吸収はヘマトクリット値に依存する。
b. 皮膚に照射されたUVcは真皮まで到達する。
c. ヘモグロビンは青色光よりも近赤外光をよく吸収する。
d. メラニンは可視光よりも紫外光をよく吸収する。
e. 水は可視光よりも赤外光をよく吸収する。

1. a、b   2. a、e   3. b、c   4. c、d   5. d、e

[28回-午後-問題88] 人工血管を埋植したとき急性期に起こる反応はどれか。（生体物性材料工学）
1. 癒着
2. 肉芽形成
3. 石灰化
4. 異物排除
5. 血管増生

[28回-午後-問題89] 生体内で吸収される材料はどれか。（生体物性材料工学）
a. β-リン酸三カルシウム
b. ポリ乳酸
c. アルミナ
d. シルク
e. ニッケルチタン合金

1. a、b   2. a、e   3. b、c   4. c、d   5. d、e

[28回-午後-問題90] 無機材料を構成する主要な結合で正しいのはどれか。（生体物性材料工学）
a. 共有結合
b. ファンデルワールス結合
c. 分子間結合
d. 水素結合
e. イオン結合

1. a、b   2. a、e   3. b、c   4. c、d   5. d、e

第28回臨床工学技士国家試験 解答

午前

問題番号	正答	問題番号	正答
問1	5	問46	4
問2	2	問47	2
問3	3	問48	5
問4	4	問49	3
問5	1	問50	3
問6	5	問51	2
問7	3	問52	3
問8	5	問53	1
問9	4	問54	4
問10	1	問55	2
問11	3	問56	1
問12	3	問57	2
問13	4	問58	5
問14	3	問59	4
問15	5	問60	4
問16	4	問61	3
問17	3	問62	4
問18	5	問63	2
問19	2	問64	1
問20	4	問65	4
問21	3	問66	1
問22	3	問67	4
問23	4	問68	3
問24	5	問69	1
問25	3	問70	4
問26	3	問71	2
問27	2	問72	3
問28	5	問73	4
問29	3	問74	4
問30	5	問75	1
問31	5	問76	5
問32	2	問77	4
問33	4	問78	2
問34	4	問79	5
問35	5	問80	2
問36	3	問81	3
問37	5	問82	4
問38	2	問83	4
問39	3	問84	2
問40	5	問85	3
問41	1	問86	2
問42	3	問87	1
問43	5	問88	4
問44	2	問89	3
問45	4	問90	2

午後

問題番号	正答	問題番号	正答
問1	3	問46	5
問2	5	問47	4
問3	5	問48	3
問4	1	問49	2
問5	5	問50	1
問6	5	問51	3
問7	2	問52	3
問8	4	問53	2
問9	4	問54	4
問10	5	問55	4
問11	3	問56	2
問12	5	問57	3
問13	4	問58	2
問14	2	問59	3
問15	3	問60	2
問16	2	問61	1
問17	4	問62	4
問18	2	問63	4
問19	2	問64	4
問20	4	問65	5
問21	4	問66	3
問22	1	問67	3
問23	5	問68	1
問24	2	問69	2
問25	4	問70	1
問26	4	問71	4
問27	3	問72	5
問28	5	問73	解なし
問29	2	問74	3
問30	2	問75	4
問31	3	問76	3
問32	2	問77	5
問33	4	問78	3
問34	2	問79	4
問35	4	問80	2
問36	5	問81	5
問37	5	問82	4
問38	2	問83	2
問39	3	問84	3
問40	5	問85	解なし
問41	2	問86	4
問42	5	問87	3
問43	5	問88	4
問44	4	問89	1
問45	4	問90	2

| JCOPY | 〈(社)出版者著作権管理機構 委託出版物〉 |

本書の無断複写は著作権法上での例外を除き禁じられています。
複写される場合は，そのつど事前に，下記の許諾を得てください。
(社)出版者著作権管理機構
TEL. 03-5244-5088 FAX. 03-5244-5089 e-mail：info@jcopy.or.jp

第28回臨床工学技士国家試験問題解説集

定価（本体価格1,200円＋税）

2015年10月31日　第1版第1刷発行
2016年11月10日　第1版第2刷発行
2019年 2月 1日　第1版第3刷発行

編　集／一般社団法人　日本臨床工学技士教育施設協議会
発行者／佐藤　枢
発行所／株式会社　へるす出版
　　　〒164-0001　東京都中野区中野2-2-3
　　　電話　03-3384-8035〈販売〉　03-3384-8177〈編集〉
　　　振替　00180-7-175971
　　　https://www.herusu-shuppan.co.jp
印刷所／三松堂印刷株式会社

Ⓒ2015 Printed in Japan　　　　　　　　　　　　　　〈検印省略〉
乱丁，落丁の際はお取り替えいたします。
ISBN978-4-89269-876-7